ESSAI

SUR LA DISSOLUTION

DE LA GRAVELLE

ET

DES CALCULS DE LA VESSIE.

LIBRAIRIE DE J. B. BAILLIÈRE.

MÉMOIRE *sur une manière nouvelle de pratiquer l'opération de la pierre;* par le baron G. DUPUYTREN, terminé et publié par M. L.-J. SANSON, chirurgien de l'Hôtel-Dieu, et L.-J. BÉGIN, chirurgien en chef de l'Hôpital militaire de Strasbourg. Paris, 1836, 1 vol. grand in-fol., accompagné de 10 belles planches lithographiées par Jacob, et représentant l'anatomie chirurgicale des diverses régions intéressées dans cette opération. 20 fr.

RAPPORTS et discussions à l'Académie royale de Médecine, sur la taille et la lithotritie, suivis de lettres sur le même sujet; par MM. DELMAS, SOUBERBIELLE, ROCHOUX, CIVIALE, VELPEAU. Paris, 1835, in-8. 3 fr. 50 c.

DE LA LITHOTRIPSIE, par J. LEROY (d'Étiolle), docteur en médecine de la Faculté de Paris, etc.; Paris, 1836, in-8, fig. 6 fr.

EXPOSÉ des divers procédés employés jusqu'à ce jour pour guérir de la pierre sans avoir recours à l'opération de la taille; par J. LEROY (d'Étiolle), Paris, 1825, in-8, avec cinq planches. 4 fr.

PARALLÈLE des divers moyens de traiter les calculeux, contenant un examen comparatif de la lithotritie et de la cystotomie, sous le rapport de leurs divers procédés, de leurs modes d'application, de leurs avantages ou inconvéniens respectifs; par le docteur CIVIALE. Paris, 1836, in-8, fig. 8 fr.

DE LA LITHOTRITIE, ou Broiement de la pierre dans la vessie; par le docteur CIVIALE. Paris, 1827, 1 vol. in-8, avec sept planches. 7 fr.

LETTRES sur la lithotritie, ou Broiement de la pierre dans la vessie, *pour servir de suite et de complément à l'ouvrage précédent,* par le docteur CIVIALE. Ire Lettre à M. Vincent KERN. Paris, 1827. — IIe Lettre. Paris, 1828. — IIIe Lettre. *Lithotritie uréthrale.* Paris, 1831. — IVe Lettre à M. Dupuytren. Paris, 1833. 4 part. in-8. 11 fr.

ESSAI *sur la gravelle et la pierre,* considérées sous le rapport de leurs causes, de leurs effets, et de leurs divers modes de traitemens; par P.-S. SÉGALAS, D.-M. P., membre de l'Académie royale de Médecine. Paris, 1836, in-8, fig. 7 fr. 50 c.

TRAITÉ *de la cystotomie sus-pubienne.* Ouvrage basé sur près de cent observations, tirées de la pratique du docteur Souberbielle; par D. BELMAS, docteur en chirurgie de la Faculté de Paris, etc. Paris, 1827, in-8, fig. 6 fr.

TRAITÉ *de la gravelle,* du Calcul vésical et des autres maladies qui se rattachent à un dérangement des fonctions des organes urinaires; par Williams PROUT, membre de la Société royale de Londres; traduit de l'anglais avec des notes par Ch. MOURGUÉ, Paris, 1823, in-8. 5 fr.

IMPRIMÉ CHEZ PAUL RENOUARD RUE GARANCIÈRE, 5.

ESSAI

SUR LA DISSOLUTION

DE LA GRAVELLE

ET

DES CALCULS DE LA VESSIE ;

PAR A. CHEVALLIER,

CHIMISTE, MEMBRE DE L'ACADÉMIE ROYALE DE MÉDECINE, DU CONSEIL DE SALUBRITÉ, PROFESSEUR ADJOINT A L'ÉCOLE DE PHARMACIE.

> Trois ou quatre matières au plus suffisent, d'après l'état actuel de nos connaissances, pour dissoudre toutes les espèces différentes de calculs ou de couches calculeuses.
>
> Fourcroy, *Système des connaissances chimiques*, t. x, p. 251, 1800.

A PARIS,

CHEZ J.-B. BAILLIÈRE,

LIBRAIRE DE L'ACADÉMIE ROYALE DE MÉDECINE,

RUE DE L'ÉCOLE DE MÉDECINE, N. 13 *bis*.

A LONDRES, MÊME MAISON, 219, REGENT-STREET.

1837.

A MONSIEUR LE BARON THÉNARD,

PAIR DE FRANCE, MEMBRE DE L'INSTITUT,

PRÉSIDENT DE LA SOCIÉTÉ D'ENCOURAGEMENT, ETC., ETC.

HOMMAGE

DE RESPECT ET DE RECONNAISSANCE DE L'AUTEUR.

A. CHEVALLIER.

ESSAI SUR LA DISSOLUTION DE LA GRAVELLE ET DES CALCULS DE LA VESSIE.

§ I. *Sujet de ce travail.*

La discussion qui s'est élevée dans le sein de l'Académie, le 5 mai 1835, à l'occasion du rapport fait par M. Velpeau sur un mémoire de M. Leroy d'Étiolle, ayant pour titre : *De la lithotripsie chez les enfans en bas âge* (1), discussion qui s'est prolongée pendant plusieurs séances, a dû fixer l'attention non-seulement des praticiens, mais encore celle des gens du monde qui voient sans cesse dans les journaux, et l'annonce de nouveaux instrumens de lithotripsie perfectionnés, et les détails de résultats obtenus de l'application de la lithotritie et de la taille à l'extraction des calculs vésicaux.

Lors de la discussion entamée devant l'Académie, on chercha à établir la valeur comparative de la taille et de la lithotripsie ; mais la discussion, quoique approfondie autant qu'elle pouvait l'être pour le moment, démontra positivement qu'il y avait encore beaucoup à faire, beaucoup à étudier pour établir, d'une manière exacte, les cas où l'on devait pratiquer la taille, et ceux dans lesquels on devait mettre en usage la lithotritie. Si l'on en croit ceux qui ont pris la défense de la taille, la lithotritie devrait être employée seulement dans

(1) *Mémoires de l'Académie royale de Médecine.* Paris, 1836, t. v, page 221.

quelques cas, et les insuccès, qui ont été le résultat de l'emploi de ce moyen, seraient plus nombreux que ceux qui ont été constatés par des recherches statistiques sur les opérations de la taille. Si, au contraire, on s'en rapporte à ce que prétendent ceux qui défendent la lithotritie, la taille ferait plus de victimes et elle exposerait le sujet à de graves infirmités, qui se développent quelquefois après et malgré la réussite de l'opération.

Si, en outre, on examine les statistiques données jusqu'à présent, soit pour, soit contre l'une ou l'autre de ces opérations, on est porté à conclure de cet examen qu'il serait utile de faire de nouvelles recherches sur le même sujet, en décrivant, d'une manière exacte, l'état du sujet à opérer, les détails de l'opération, les conditions dans lesquelles elle a été faite, enfin, en consignant le résultat de l'opération.

Quoi qu'il en soit, la discussion qui a eu lieu devant l'Académie a fait voir que, quel que soit le mode d'opérer employé par des praticiens habiles pour l'extraction des calculs de la vessie, il y avait malheureusement des revers, et qu'un assez grand nombre de calculeux succombaient à la suite des opérations tentées pour l'extraction des calculs.

Ce dernier résultat m'a fait faire de nombreuses réflexions, qui m'ont amené à me demander si les recherches faites sur les produits qui peuvent dissoudre les calculs contenus dans la vessie (*les lithontriptiques*), avaient été poussés assez loin, et si les chimistes ne devaient pas tenter de nouvelles expériences, dans le but de fournir à la médecine des moyens de combattre une affection qui, depuis quelques années, paraît affecter un grand nombre de personnes.

C'est donc dans le but de résoudre cette question que j'ai étudié les travaux faits jusqu'à présent sur les corps susceptibles de dissoudre les calculs de la vessie, et que j'ai fait le voyage de Vichy pour examiner l'action des eaux minérales alcalines sur les calculs de la vessie, afin de m'éclairer sur la propriété dissolvante de ces eaux, propriété qui a été signalée tout récemment dans un mémoire de M. le docteur Petit, mais qui était déjà connue puisque ces eaux avaient été conseillées par M. le docteur Magendie, dans son ouvrage sur la gravelle. (1)

§ II. *Des lithontriptiques.*

On a donné indistinctement le nom de *lithontriptiques* aux substances des trois règnes, qui ont été considérées à tort ou à raison comme jouissant de la propriété, non de briser la pierre, comme semble l'indiquer ce mot, qui est formé de λιθος, *pierre*, et de τριϐω, *je brise*, mais de disgréger ou de dissoudre les calculs de la vessie, qui alors passeraient par les urines entraînés ou dissous.

Les substances qui ont été indiquées comme lithontriptiques sont nombreuses, elles peuvent être divisées en plusieurs classes. Ces substances sont : parmi les végétaux, les saxifrages (2), et surtout le *saxifraga granulata*, la saxifrage granulée, le suc de l'*allium cepa*, le suc d'ognon, l'*arbutus uva ursi*, le raisin d'ours, la busserole, le *cisampelos pareira brava* (3), le *chritmum maritimum*, le fenouil marin, la christe marine, le *cochlearia armoracia*, le raifort, connu aussi sous les noms de *raphanus rusticanus*, le *lignum nephreticum*, le bois néphrétique.

On a aussi indiqué l'emploi des boissons mucilagineuses

---

(1) Lors d'un premier voyage à Vichy en 1835, l'établissement était fermé, et je ne pus alors expérimenter sur les eaux, n'ayant pas d'ailleurs un assez grand nombre de calculs pour faire des expériences concluantes, j'avais dû remettre à l'année suivante les essais qui font le sujet de ce mémoire.

(2) Selon Pline ce serait en raison de leurs propriétés lithontriptiques que ces plantes ont été ainsi nommées. Cette propriété leur a probablement été supposée parce que la plupart des saxifrages croissent parmi les pierres et dans les fentes des rochers.

(3) Le Pareira brava est encore employé de nos jours, au Brésil, contre les maladies dues à la présence dans la vessie des calculs vésicaux.

et préparées avec des plantes qui contiennent du nitre, et notamment celles qui participent des principes du *borago officinalis*, de la bourrache, ceux du *triticum repens*, du chiendent, ceux du *parietaria officinalis*, de la pariétaire.

Parmi les substances du règne animal, on a signalé l'usage de l'oniscus asellus, du cloporte, qui contient, selon Pérès, du nitrate de chaux.

Parmi les substances qui font partie du règne minéral, on a indiqué l'eau pure, diverses eaux minérales (1), la chaux, le remède de Stephens, participant de la chaux, l'eau de chaux, la magnésie, les acides citrique, oxalique, sulfurique, carbonique, la potasse, la soude pure, les carbonates de potasse et de soude.

Si l'on examine quelle peut être l'action, sur les calculs de la vessie, des diverses substances végétales qui ont été indiquées plus haut, on est porté à penser que ces médicamens ne peuvent rien par eux-mêmes, et que s'ils ont eu, dans quelques cas, de l'efficacité, on doit l'attribuer à l'eau qui, dans la plupart des préparations, servait de véhicule; il en est de même dans l'emploi des plantes qui contiennent du nitre et dans celui des cloportes; il est aussi probable que, dans quelques cas, ces préparations aqueuses agissent comme l'eau elle-même qui, donnée à de larges doses, peut du moins, c'est notre avis, étendre les urines et agir sur certains calculs. Ainsi qu'on l'a vu par les résultats des expériences de Littre (2), l'eau peut être un dissolvant; mais pour réussir en l'employant, il faudrait que les sujets sur lesquels on expérimente eussent une grande persévérance: ce qui est rare chez les malades. (2)

---

(1) Les eaux minérales de Forges, de Contrexeville, de Plombières, de Seltz, de Vichy, etc.

(2) *Mémoires de l'Académie des sciences*, année 1720, p. 436.

(3) Depuis que nous nous occupons de la rédaction de ce mémoire,

Nous n'étendrons pas plus loin nos recherches sur l'action des substances végétales et animales employées comme lithontriptiques, mais dans les paragraphes suivans, nous examinerons quels sont les faits qui peuvent faire croire à la vertu dissolvante de l'eau et à celle de certaines substances employées contre les calculs de la vessie.

§ III. *De l'action de l'eau sur les calculs.*

L'eau, ce puissant dissolvant qui réagit sur toutes les substances, et qu'on pourrait, à juste titre, nommer le *dissolvant universel*, a été expérimentée dans le but de reconnaître si elle avait de l'action sur les calculs de la vessie. En effet, dès le commencement de 1720, de Jussieu, membre de l'Académie royale des Sciences, fit connaître à cette savante compagnie qu'un professeur d'anatomie et de botanique à Besançon, M. Billeret, ayant reconnu que l'eau du ruisseau de Bougeaille jouissait de la propriété de dissoudre les pierres communes, avait eu l'idée, par suite de cette observation, d'examiner si cette eau (1) aurait de l'action sur les calculs de la vessie, et qu'il en avait obtenu des résultats affirmatifs, qu'il n'avait pu obtenir en se servant de l'eau du ruisseau de Craye, qui coule à peu de distance de celui de Bougeaille.

---

nous avons vu des praticiens qui prétendent tirer un bon parti de l'emploi de décoctions de substances végétales, quoique ce fait, d'après nos idées, ne nous paraisse pas possible, nous nous proposons d'étudier, de concert avec un de ces praticiens, l'action de ces décoctions sur des sujets calculeux.

(1) Voici ce qui a conduit M. Billeret à faire ces expériences. Il existe près de Besançon deux ruisseaux, celui de *Bougeaille* et celui de *Craye*, dont les eaux après avoir coulé séparément se réunissent. M. Billeret avait remarqué qu'avant de se réunir à celui de Bougeaille, le ruisseau de Craye formait dans son lit des incrustations pierreuses et qu'il enduisait d'une sembla-

Les expériences faites par M. Billeret sont les suivantes : un fragment de calcul de la vessie, pesant cinquante grains, fut mis, au mois de juillet, dans une bouteille contenant six onces d'eau de Bougeaille ; un morceau de même calcul et de même poids fut placé dans six onces d'eau de Craye ; au bout de quatre jours, l'eau de Bougeaille était déjà couverte d'un brouillard qui cachait la pierre, et en vingt jours il n'y avait plus de fragment de calcul, mais un *limon précipité* qui provenait de la disgrégation du calcul ; au bout de huit jours (vingt-huit jours en tout), ce limon fut dissous, et il ne restait plus qu'un nuage dans l'eau, puis un sédiment pesant 2 grains seulement ; le produit formant nuage était sans doute dû à la matière anmale qui se trouve dans les calculs, et qui forme, pour ainsi dire, un *ciment* qui en lie les parties.

Le fragment de calcul placé dans l'eau du ruisseau de Craye n'éprouva pas de changement, il ne se chargea même pas de substances étrangères. En effet, pesé après avoir été séché, il n'avait ni augmenté ni diminué de poids.

Les expériences faites par M. Billeret furent répétées par M. le Prieur du Mouthier, docteur et professeur en théologie, dans le prieuré duquel passait le ruisseau de Bougeaille. Ce savant reconnut, 1° que des fragmens de calculs qu'il avait

---

ble incrustation les pierres qu'il rencontrait, mais que cette propriété incrustante disparaissait dès que le ruisseau de Bougeaille était mêlé à celui de Craye, qu'en outre l'eau de Bougeaille employée seule, dissolvait les incrustations dues aux eaux du ruisseau de Craye.

Nous avons observé un fait à-peu-près semblable à Clermont. Un des filets d'eau du ruisseau de Saint-Allyre avait formé par sa chute dans une des rues du faubourg de ce nom, une borne qui avait successivement augmenté de hauteur; ce filet d'eau ayant été, pour des usages domestiques, mêlé à de l'eau venant de Royat, la borne au lieu d'augmenter, diminua sensiblement de hauteur et de largeur. (*Observ. inédites recueillies en* 1836.)

mis dans l'eau de Bougeaille se disgrégaient, mais il lui fallut plus de temps qu'il n'en avait fallu à M. Billeret, ce qui tenait peut-être à ce que les calculs employés étaient différens; 2° que des fragmens de calculs, qui ne diminuaient point de poids dans l'eau du ruisseau de Craye, perdaient de leur poids dans l'eau d'un puits prise à Besançon, mais que cette diminution était moindre que celle qu'avait fait éprouver au calcul, l'eau de Bougeaille. (1)

La communication faite par de Jussieu, des résultats obtenus par M. Billeret, fixa vivement l'attention de l'Académie; elle crut qu'il était utile d'examiner si les propriétés dissolvantes des eaux de Bougeaille, ne se trouvaient pas dans d'autres eaux, et s'il n'y en avait pas de plus actives par rapport à cet effet. Littre fut donc chargé, par cette savante compagnie, d'examiner toutes les eaux dont on boit et dont on se sert pour d'autres usages à Paris et dans les environs.

Les expériences faites par Littre, pour résoudre les questions posées par l'Académie, ont été décrites dans un mémoire présenté le 18 décembre 1720, et inséré dans le volume pour cette année 1720, page 436, sous le titre: *De la dissolution des pierres de la vessie dans les eaux communes.*

Il résulte des expériences faites :

1° Que les eaux d'Arcueil, de la Seine, de Belleville, de citerne dissolvent, à la vérité, les pierres que l'on tire de la vessie humaine, mais qu'elles ne les dissolvent que dans l'espace de plusieurs mois;

2° Qu'elles emploient plus ou moins de temps à ces dissolutions, selon que les pierres ont un tissu plus ou moins serré et compacte; (2)

---

(1) Nous regrettons qu'on ne trouve dans aucun des documens qui parlent de ces faits, l'analyse chimique de l'eau de Bougeaille.

(2) Les expériences de Littre sous le rapport de la dissolution établis-

3° Que le limon provenant des pierres dissoutes dans ces eaux, ou du moins la plus grande partie du limon, s'est conservé du 10 mai jusqu'au 10 du mois de décembre suivant;

4° Que l'eau de Belleville, quoiqu'elle ne dissolve point le savon et qu'elle ne puisse servir à cuire les pois, ne laisse pas de dissoudre les pierres de la vessie, et dans le même temps que les eaux d'Arcueil, de Seine et de citerne; (1)

5° Que l'eau d'un puits, celui de Littre, qui ne dissout point le savon, qui ne peut servir à faire cuire les pois, dissout, à la vérité, les pierres de la vessie, mais incomparablement plus lentement que l'eau de Belleville;

6° Que les pierres, qui sont entièrement recouvertes de leur écorce (c'est-à-dire de la couche première), se dissolvent plus tard et plus difficilement que celles qui sont en partie découvertes, à moins qu'elles ne soient encore fort tendres;

7° Enfin, que toutes les pierres dont il est fait mention dans le mémoire (les calculs) se dissoudraient dans les eaux qui ont été employées pour faire des expériences, les eaux de la Seine, de

---

sent : 1° que six onces d'eau d'Arcueil ont dissous 37 grains 1/2 de pierre de la vessie en 7 mois, du 10 mai au 10 décembre; 2° que des résultats semblables ont été obtenus à l'aide de l'eau de la Seine; 3° que les eaux de la Seine, six onces, en agissant sur une pierre moins dure ont opéré en deux mois et dix jours la dissolution d'un fragment de calcul pesant 50 grains; 4° que celles d'Arcueil et de Belleville ont dissous, à la dose de 6 onces, 50 grains de cette même pierre de la vessie, en trois mois; enfin que l'eau de citerne a dissous 50 grains de calculs dans un espace de 45 jours dans une première expérience, et en 60 jours dans une deuxième.

(1) Le docteur Dobson est porté à croire d'après les résultats de ses recherches que les *eaux dures* préviennent plutôt qu'elles ne provoquent la formation de la pierre; cette opinion dit Marcet, semble être confirmée par les bons effets qu'on obtient dans les maladies calculeuses des eaux dures de Buxton, de Matlock, de Bath, de Bristol, etc., etc.

Belleville, d'Arcueil (1), de citerne, mais plus tôt ou plus tard.

Gruithuisen, qui a aussi observé l'action de l'eau sur la pierre, dit qu'il a laissé tomber goutte à goutte, pendant vingt-quatre heures, de l'eau de puits froide sur un fragment de calcul composé d'urate d'ammoniaque, et qu'il a reconnu, 1° que ce fragment, qui pesait 24 grains (un scrupule), avant l'opération, ne pesait plus que 19 grains 1/2 l'opération étant terminée, et qu'il avait, par conséquent, perdu 4 grains 1/2 de son poids primitif; 2° que cette pierre était devenue plus friable par suite de cette opération.

Gruithuisen fait remarquer que, si l'eau froide agit avec cette puissance, l'eau tiède doit encore avoir plus d'effet; enfin, après avoir indiqué l'usage d'une sonde destinée à introduire de l'eau dans la vessie, il parle de la possibilité de donner à l'eau des propriétés plus dissolvantes, et il cite, à ce sujet, l'opinion émise par Fourcroy et Vauquelin.

Cet auteur appuie aussi son opinion sur la possibilité de dissoudre les calculs, sur la rareté de l'affection calculeuse en Orient; il attribue l'absence des sujets affectés de calculs à la grande quantité de boissons aqueuses dont les Orientaux font usage, et il dit qu'un officier, chez lequel Pott avait reconnu à l'aide de la sonde, la présence de la pierre, revint guéri

---

(1) M. Salone, docteur en médecine, nous a fait connaître par sa lettre du 11 novembre 1836 les faits suivans. « Je vous ai parlé des bons effets que j'ai éprouvé par l'usage de l'eau d'Arcueil pour des douleurs de reins et de vessie, ces eaux ont déterminé chez moi, par un usage fréquent, l'expulsion, à plusieurs reprises, des matières pierreuses et de fragmens de calculs; en 1819 j'en ai éprouvé un véritable soulagement; aujourd'hui je m'en sers encore, mes urines deviennent plus faciles, très limpides et je n'y trouve plus de petits fragmens de calculs, je n'ai plus qu'une petite douleur sourde au rein gauche rarement lancinante, et produisant peu souvent la rétraction du testicule gauche : vous pouvez citer ce fait, je suis fâché de son isolement. »

des Barbades, où il avait fait un voyage avant de se soumettre à l'opération.

Dans l'une de ses expériences, Littre a vu une pierre se diviser en plusieurs morceaux par suite de son séjour dans l'eau; ce fait, qui est curieux, a aussi été observé par nous; un calcul entier, que nous avions placé dans de l'eau minérale de Vichy, a commencé par se fendiller; puis par se diviser en plusieurs morceaux. Déjà ce fait avait été remarqué; Deschamps (1), dit que les calculs se divisent partiellement; Heister, Camper ont parlé de la rupture spontanée des calculs dans la vessie; Dodonœus cite l'exemple d'un homme qui, après avoir bu copieusement du vin blanc, rendit des fragmens de calcul.

M. Ségalas a aussi fait connaître à l'Académie de Médecine, dans la séance du 18 octobre 1835, un fait de division spontanée de la pierre dans la vessie, et depuis nous avons su qu'un malade, qui avait pris du bi-carbonate de soude, et qui n'avait jamais été lithotrité, avait rendu des fragmens qui, réunis ensemble, formaient un calcul.

Les expériences du docteur Billeret, les faits annoncés par Littre, et qui étaient le résultat d'expériences faites par l'ordre du premier corps savant de l'Europe, les observations de Gruithuisen ont à nos yeux une grande valeur; car si l'on réfléchit que MM. Billeret, Littre et Gruithuisen n'ont agi qu'avec de l'eau froide, on est porté à en induire que les résultats eussent été, comme Gruithuisen l'avait pensé, plus favorables encore à la dissolution des calculs mis en expérience, si ces praticiens eussent porté la température des eaux dont ils ont fait usage au point où elle se trouve ordinairement dans la vessie.

Des essais à l'aide de l'eau, mais par injection, ont été tentés par M. Jules Cloquet. Ce célèbre praticien fit établir une sonde à double courant, dont l'intérieur est partagé en deux

(1) *Traité historique et dogmatique de la taille*, avec des notes, par L.-J. Bégin. Paris, 1826, 4 vol. in-8°.

à l'aide d'une cloison qui divise l'espace libre et partage la sonde en deux conduits; à la branche supérieure de la sonde, qui est bifurquée, on adapte un tuyau élastique muni d'un robinet qui va se rendre dans un baquet servant de réservoir, placé à plusieurs pieds au-dessus du lit du malade; à la deuxième branche inférieure de la sonde est adapté un second tuyau élastique, qui porte le liquide expulsé de la vessie dans un baquet posé sous le lit du malade. (1)

C'est avec cet instrument que M. Cloquet fit ses expériences; mais craignant d'employer des réactifs même très affaiblis, il fit usage de l'eau distillée, et il soumit à un courant de cette eau des calculs des diverses nature, en prenant la précaution de placer, de distance en distance, une petite quantité de cire à cacheter, qui en cachant une certaine partie du calcul, et en le préservant de la dissolution, indiquait l'état du calcul avant l'expérience. Des calculs soumis, par M. Cloquet, à l'action de l'eau par ce procédé furent attaqués, et l'un d'eux, un calcul d'acide urique, qui avait été soumis à l'action de l'eau cinq heures par jour pendant un mois, avait perdu environ une ligne et demie de son diamètre; un fait semblable démontre bien positivement l'action dissolvante de l'eau sur les calculs; il permet certainement d'espérer beaucoup lorsqu'on les placera dans des conditions convenables, c'est-à-dire lorsqu'on emploiera un liquide ayant une température analogue à celle de la vessie, et lorsque ce liquide, inerte sur la vessie, sera cependant susceptible de disgréger ou de dissoudre les calculs.

(1) Nous avons été examiner la sonde de M. J. Cloquet chez M. Sanson, coutelier, rue de l'École-de-Médecine; nous devons dire ici que ce fabricant nous a fourni, au sujet de cet instrument, tous les détails que nous pouvions desirer : détails que nous n'avions pu avoir de M. Cloquet, ce savant étant alors absent de Paris.

Nous pensons que depuis M. J. Cloquet a fait de nouveaux essais, mais nous n'en connaissons pas les résultats. Il serait à desirer dans l'intérêt de l'humanité, que ce savant praticien continuât des expériences qu'il avait tentées avec une sagacité et avec une réserve qui font de lui le plus bel éloge. (1)

Depuis, nous avons su que le mémoire de M. Cloquet n'était pas imprimé.

IV. *De l'action des eaux minérales sur les calculs.*

On a vu, dans le paragraphe précédent, que l'eau, même à l'état de pureté, exerce une action dissolvante sur les calculs de la vessie; on est porté à penser, d'après les faits observés, que, comme l'ont dit des chimistes modernes, les eaux minérales, les eaux qui sont chargées de substances salines et gazeuses doivent, à plus forte raison, agir plus vivement sur les pierres de la vessie, surtout lorsqu'elles contiennent des sels qui peuvent avoir de l'action sur ces pierres, action dont on peut se rendre compte à l'avance, par l'étude de tout ce qui a été observé et écrit sur ce sujet.

Les eaux minérales qui ont été particulièrement signalées comme pouvant être utiles aux calculeux, sont les eaux de Contrexeville, de Plombières, de Seltz, de Vichy (2); il est probable que d'autres eaux, et particulièrement celles qui contiennent des carbonates alcalins, sont celles dont on

---

(1) M. Cloquet, avant d'appliquer à l'homme l'eau à l'aide de la sonde à double courant, a examiné avec le plus grand soin l'effet de ce liquide en le faisant agir hors de la vessie.

(2) On a aussi recommandé contre les calculs et la gravelle les eaux minérales de Vinca, de Saint-Galmier, de Saint-Martin de Fenouilla, de Sainte-Reine (Côte-d'Or), de Bussang, de Vals, de Segrai, de Sermaize, de Plombières, d'Aix.

pourrait tirer un bon parti. Ces expériences, faites à Vichy par M. le docteur Petit, démontrent tout le parti qu'on peut tirer de ces eaux.

Les expériences faites sur l'action dissolvante des eaux minérales sur les calculs de la vessie remontent déjà à une époque assez éloignée; en effet, on trouve dans les mémoires de l'Académie des Sciences pour 1764, p. 47 et 374: 1° *un travail sur la nature des pierres ou calculs du corps humain*; 2° *des Recherches sur la nature des pierres ou calculs qui se forment dans le corps des hommes et dans celui des animaux*, dans lesquels il est dit que Varaudeus, cité par Desault, avait reconnu que les eaux de Balaruc dissolvaient les calculs; que M. Vignes, ancien directeur des eaux de Barèges, avait remarqué que ces eaux réduisaient en glaires les pierres de la vessie que l'on soumettait à leur action, qu'il en était de même des eaux de Cauterets. (1)

Tenon, voulant reconnaître la valeur de ces assertions, profita d'un voyage qu'il fit à Barèges, pour soumettre à l'action de ces eaux, différens calculs de la vessie, et s'assurer si elles agissaient sur tous ces calculs indistinctement.

Les expériences faites par ce savant lui démontrèrent: 1° que les pierres de la vessie, *de couleur blanche*, soumises à l'action de l'eau de la Source Royale, se résolvaient en une espèce de glaire limpide, visqueuse, coulante comme le blanc d'œuf; 2° que les *pierres jaunes* étaient plus promptement dissoutes en laissant une matière visqueuse; 3° que les pierres murales (les calculs d'oxalate de chaux), ne subissaient aucune altération par suite du contact de ces eaux. (2)

---

(1) Avicenne, *livre* 3, *fen.* 18, *tract.* 2, *cap.* 19, a dit que plusieurs eaux sulfureuses thermales dissolvaient la pierre.

(2) La source Royale, indiquée par Tenon, est, sans doute celle connue maintenant sous le nom de Bain Neuf ou Royal dont l'eau est à une température de 29° Réaumur, 36° centigrade.

La dissolution des calculs par les eaux de Barèges, à l'exception du mucilage (de la matière glaireuse, limpide et visqueuse), s'explique facilement; car on sait depuis que M. Lonchamp a publié l'analyse de l'eau des sources, que cette eau est alcaline, et qu'elle contient de la soude caustique et des traces de potasse à l'état libre, substances indiquées par Fourcroy comme pouvant dissoudre les calculs d'acide urique, et qui, selon nous, opèrent la disgrégation des calculs formés de phosphate.

Tenon ne s'est point contenté d'examiner l'action des eaux de Barèges, il a aussi opéré sur des calculs, en se servant de l'eau de Cauterets, qui contient aussi, selon M. Lonchamp, de la soude et des traces de potasse caustique (1), et il a vu que l'eau de la source du Petit-Bain, à Cauterets, avait, en trente jours, enlevé à un calcul de la vessie, *à couches jaunes,* qui pesait 10 gros 59 grains, 8 gros 29 grains de son poids, en laissant une partie non dissoute qui ne pesait plus que 2 gros 30 grains.

Ces résultats démontrent positivement l'action dissolvante

---

(1) *Analyse de l'eau de Barèges.* *Analyse de l'eau de Cauterets.*

	Un litre d'eau de la buvette contient: Grammes.	Un litre d'eau de la Raillère contient: Grammes.
Sulfure de sodium	0,042100	0,019400
Sulfate de soude	0,050042	0,044347
Chlorure de sodium	0,040 50	0,049576
Silice	0,067826	0,061097
Chaux	0,002902	0 004487
Magnésie	0,000344	0,000445
Soude caustique	0,005100	0,003396
Potasse caustique	des traces	des traces
Ammoniaque	*idem*	*idem*
Barégine	*idem*	*idem*
Gaz azote	4 centimètres cubes.	4 centimètres cubes.

des eaux minérales sur les calculs de la vessie, et on doit se demander comment des faits semblables n'ont point conduit les praticiens à faire des expériences directes sur l'homme dans le but de le soustraire à toutes les chances de danger que présente toujours une opération, dangers qui peuvent résulter de la susceptibilité du sujet ou de toute autre circonstance. On doit être plus surpris encore, lorsqu'on voit que P. Desault, en 1736, publia un petit ouvrage in-12, ayant pour titre : *De la pierre des reins et de la vessie, avec une méthode simple et facile pour la dissoudre sans endommager les organes de l'urine*, ouvrage dans lequel il conseille l'usage des eaux de Barèges à l'intérieur et en injection dans la vessie, comme un moyen curatif de la pierre.

L'action des eaux de Contrexeville, à laquelle un bon nombre de praticiens accordent la propriété de faire rendre les graviers, est plus difficile à expliquer; car l'analyse de ces eaux (1) démontre qu'elles ne contiennent que des traces de sous-carbonate; cependant, dans un voyage que nous avons fait à Contrexeville, nous avons pu, par nos observations, nous convaincre de l'efficacité de ces eaux contre les graviers de la vessie, efficacité dont nous avons eu de nouvelles preuves par un entretien que nous avons eu avec M. L........,

(1) Selon M. Collard de Martigny, dont nous connaissons toute l'habileté, 4 litres des eaux de Contrexeville ont fourni: 1° sulfate de chaux 2 grammes 159 milligrammes, 2° sulfate de magnésie 43 milligrammes, 3° sous-carbonate de chaux 1 gramme 611 millig., 4° sous-carbonate de magnésie 33 millig., 5° sous-carbonate de soude 7 millig., 6° hydrochlorate de chaux 76 millig.; 7° hydrochlorate de magnésie 23 milligram., 8° nitrate de chaux des traces, 9° protoxide de fer surcarbonaté 181 milligrammes, 10° silice 356 millig., 11° matière organique 67 millig. Cette eau contient encore à 0° sous la pression de 0,770 de mercure, un peu moins des 2/3 de son volume de gaz formé par 100 parties de 11 d'oxigène, de 30 d'azote et de 59 d'acide carbonique.

qui, vivement atteint de la gravelle, a trouvé soulagement et guérison à Contrexeville.

Il est cependant convenable de dire ici que les doses d'eau de Contrexeville, que prennent ordinairement les buveurs, sont considérables; en effet, nous avons vu de ces buveurs prendre jusqu'à vingt verres d'eau dans une matinée; et M. Mamelet, dans son ouvrage sur Contrexeville, dit *que bien des buveurs, de quatre à neuf heures du matin, boivent de six à dix kilogrammes d'eau, même plus* (à-peu-près cinquante verres d'eau), *et que deux heures après le dernier verre, elles sont rendues par les urines*. La quantité d'eau bue par les malades, pendant la saison, peut s'élever jusqu'à 200 kilogrammes, ce qui expliquerait, ce me semble, l'action de l'eau de Contrexeville sur les graviers (1); quoi qu'il en soit, cette action est démontrée, et Bayard, dans *son Mémoire sur les eaux de Contrexeville*, imprimé en 1760, a rapporté plusieurs autres exemples d'individus calculeux qui, soumis à l'action de ces eaux, ont rendu des pierres avec les urines. Bayard n'est pas même éloigné de croire, et nous pensons qu'il serait utile de faire, à ce sujet, des expériences, qu'elles ont la propriété de réduire en fragmens celles qui sont d'une nature *plâtreuse*. (2)

Thouvenel considérait aussi l'eau de Contrexeville comme propre à s'opposer à la formation des calculs urinaires et à dissoudre les calculs formés.

---

(1) M. Schultens, dans une dissertation publiée à Londres en 1832, dit que de 1767 à 1799, la proportion des calculs a diminué à Amsterdam d'une manière remarquable, et que cette diminution, qui a été progressive de 1700 à 1733 et de 1733 à 1799 a été attribuée à l'introduction du thé et à l'usage qu'on a fait successivement de cette boisson domestique. Les faits sur lesquels est basée cette opinion lui avaient été communiqués par M. le docteur Earle.

(2) Par le mot *plâtreuse* Bayard a sans doute voulu signaler *les pierres blanches*, les calculs de phosphate.

M. Segalas a fait connaître l'observation suivante, qui se rapporte à l'usage des eaux de Contrexeville. M. S. des H....., âgé de quarante-cinq ans, d'un tempérament sanguin nerveux, éprouva, il y a treize ans, des symptômes violens de pierre, et particulièrement des douleurs vives en urinant, des pertes de sang par l'urètre, une grande difficulté dans la marche. Ayant reçu le conseil de faire usage des eaux de Contrexeville, il prit ces eaux pendant quelques mois, et il rendit deux fragmens de calcul de la forme à-peu-près d'un quartier de cornichon, et d'un volume qui semblait annoncer que la pierre dont ces fragmens se sont détachés avait de 16 à 18 lignes de diamètre; d'autres fragmens plus petits furent ensuite rejetés, les accidens se dissipèrent peu-à-peu, et bientôt tout traitement fut abandonné.

Quelques années après, les symptômes reparurent avec une nouvelle intensité, et ils ont persisté depuis malgré l'usage des eaux de Contrexeville et un régime approprié; alors les symptômes offraient plus ou moins d'amendemens, selon que le régime était plus ou moins sévèrement observé.

Depuis, M. S. a été opéré par M. Segalas : la pierre trouvée dans la vessie avait 17 lignes de diamètre. Elle fut reconnue comme étant composée de phosphate de chaux et de phosphate ammoniaco-magnésie; il en était de même des fragmens de pierre rendus spontanément pendant l'usage des eaux de Contrexeville.

Les eaux de Plombières ont été considérées comme lithontriptiques et conseillées contre la gravelle; M. Grosjean qui en 1829, a publié un *Précis* sur ces eaux, s'exprime ainsi : « Long-temps les eaux de Plombières ont joui d'une réputation lithontriptique dans la gravelle; il est très certain « qu'elles calment les douleurs néphrétiques, qu'elles favo-« risent beaucoup l'excrétion des calculs et préviennent la « formation de nouvelles pierres. Je suis loin de dire qu'elles « contribuent à leur dissolution; mais ne pourrait-il pas être

« permis de penser que leur usage peut en prévenir la for-
« mation, particulièrement de ceux dont l'acide urique est la « base ? C'est surtout dans les cas où l'on combine la boisson « des eaux de Plombières avec celles de Contrexeville et de « Bussang, dont on retire un excellent effet; mon père prescrit « souvent une addition de bi-carbonate de potasse. »

L'on voit, par ce qui est écrit à ce sujet, qu'il n'y a, dans le Précis publié par M. Grosjean, aucun fait positif indiquant que les eaux de Plombières agissent sur les calculs de la vessie; il serait à desirer que des expériences fussent faites sur ce sujet. En effet, d'après l'analyse de Vauquelin, les eaux de Plombières contiennent du carbonate de soude, carbonate que Fodéré a aussi signalé dans l'eau dite ferrugineuse.

L'eau de Seltz a aussi été signalée comme susceptible d'agir contre les calculs de la vessie; ainsi Laizon, médecin de Toulouse (*Fourcroy, Médecine éclairée*, tome IV, page 220, année 1792), a fait connaître deux cas de guérison obtenus par l'usage de l'eau de Seltz; l'un de ces cas a pour sujet un jeune homme chez lequel il existait un calcul, dont la présence fut constatée à l'aide de la sonde; la guérison était radicale, puisque huit ans s'écoulèrent sans que le malade ressentît la moindre atteinte. (1)

L'eau de Seltz, d'après l'analyse de Bergmann contiendrait pour 2 pintes $\frac{3}{4}$, 24 grains de carbonate de soude.

L'eau de Vichy a été signalée dans l'ouvrage du docteur Patissier, page 252, comme pouvant être employée avec avantage contre la gravelle. Plus tard, l'un de nos honorables collègues, M. d'Arcet, membre du conseil de salubrité, dans une *première note*, publiée dans les *Annales de chimie pour* 1826, fit, à l'occasion d'un voyage et d'expériences qu'il avait faits à Vichy, connaître l'action de ces eaux, et appela l'attention

(1) Mascagni dans les *Mémoires de la Société italienne pour* 1804, *t.* XI, *n.* 34, dit s'être servi avec avantage de l'eau de Seltz.

sur la propriété qu'elle avait, prise en boisson ou en bain, de rendre les urines alcalines et de les tenir à cet état pendant un espace de temps plus ou moins long; et rappelant les belles expériences de Wollaston, de Fourcroy, de Vauquelin, de Mascagni, de Luiscius, de Brande, de Home, de Hatchett, de Marcet, de Proust et de M. Magendie, il établit que les chimistes qui ont étudié avec le plus de soin l'action des alcalis sur l'urine et sur les calculs urinaires, n'ont pas attaché assez d'importance aux différens résultats que l'on observe dans ces recherches selon que l'on y emploie les alcalis purs et caustiques, ou qu'on en fait usage en les prenant à l'état de bi-carbonate.

Dans cette note M. d'Arcet, dont la philantropie est bien connue, fait entrevoir la possibilité d'obtenir de grands succès en examinant de nouveau avec plus d'exactitude et de hardiesse qu'on ne l'a fait jusqu'ici le traitement à appliquer aux personnes atteintes de la gravelle et de la pierre, et il appelle de tous ses vœux les expérimentations sur un sujet aussi plein d'intérêt. (1)

Dans un premier travail sur ces eaux, M. Charles Petit, docteur en médecine et inspecteur-adjoint des eaux de Vichy (2), a résumé les observations faites sur les calculs; il a indiqué la nature de ces calculs, il a fait connaître les considérations qui sont applicables à la dissolution des calculs en général, il a établi quel est le traitement à faire subir aux

(1) Dans deux autres notes sur Vichy, M. d'Arcet a fait connaître : 1° la préparation des pastilles de bi-carbonate de soude, les pastilles dites de Vichy; 2° Le moyen d'employer les eaux thermales à la préparation du bi-carbonate de soude. Dans cette dernière note, M. d'Arcet indique que l'on peut préparer les eaux gazeuses avec le gaz des eaux minérales naturelles ; opération qui maintenant est mise en pratique.

(2) *Du traitement médical des calculs urinaires et particulièrement de leur dissolution par les eaux de Vichy et les bi-carbonates alcalins.* Paris, 1834, in-8 de 58 pages.

personnes atteintes de la gravelle et de la pierre; dans ce travail il fait connaître des observations qui sont dues à M. Lucas, observations que ce savant praticien n'a pas eu le temps de publier avant d'être enlevé à la science et à l'établissement de Vichy, pour lequel il a tant fait.

M. Petit fait aussi connaître les faits qu'il a recueillis dans sa pratique et qui démontrent que des personnes atteintes de la gravelle et même de calculs ont obtenu leur guérison par suite de l'usage des eaux.

Depuis la publication de ce travail, M. Petit a recueilli d'autres faits qu'il se propose de publier. L'un de ces faits nous a paru des plus intéressans, et il peut servir de type pour démontrer l'action des eaux minérales sur les calculs de la vessie.

D'autres eaux minérales, comme nous l'avons déjà dit, ont été conseillées contre la gravelle et les calculs de la vessie. Ces eaux minérales sont : 1° celles de Vinca, dans les Pyrénées orientales, qui ont été analysées. (Voir les notes à la fin de cet essai) ; Carrère les avait lui-même conseillées contre les calculs des reins et de la vessie. (1)

2° Celles de Saint-Galmier, département de la Loire ; ces eaux ont fourni à l'analyse des carbonates de soude et de magnésie.

3° Celles de Saint-Martin de Fenouilla, Pyrénées orientales, qui sont aussi recommandées par Carrère contre les maladies graveleuses des reins et de la vessie; l'analyse de cette eau minérale qui contient, selon Carrère, un sel analogue au natrum (ou carbonate de soude), est faite. (V. les notes de la fin.)

---

(1) On trouve dans le *Traité des eaux minérales des Pyrénées*, par *J. Anglada*, Paris, 1833. *t.* II, *p.* 484 *et suiv.*, des détails sur l'emploi des eaux hydrosulfurées thermales contre la gravelle, et des observations, 1° sur l'usage des eaux de Molitg; 2° sur l'usage des eaux de la Preste; 3° sur l'usage des eaux du Vernet; 4° enfin sur l'usage des eaux du Maujolais, ces détails démontrent l'efficacité de ces eaux dans le traitement de la gravelle.

4° Celles de Ste-Reine, Côte-d'Or, qui ont été examinées par Duclos, et qui sont, dit-on, alcalines.

5° Celles de Bussang, qui ont été analysées en juin 1829 par notre collègue Barruel, chef des travaux chimiques à la Faculté de médecine de Paris, et qui contiennent pour un litre d'eau (deux livres), 1° silice, 56 milligrammes; 2° protocarbonate de fer, 16 millig.; carbonate de chaux, 361 millig.; 4° carbonate de magnésie, 0,180 millig.; 5° carbonate de soude, 770 millig.; 6° sulfate de soude, 110 millig.; 7° chlorure de sodium, 80 millig.; enfin acide carbonique, une fois et demie le volume de l'eau (1). Selon M. Barruel, à la source, la quantité d'acide carbonique serait une fois plus grande.

Nicolas, qui a fait des expériences sur l'eau de Bussang, dit que des calculs qui ont été mis à macérer dans de l'eau de Bussang ont été au bout d'un mois dissous ou disgrégés et réduits en poudre fine.

6° Celles de Vals, Ardèche, dont les sources ont besoin d'être analysées. La source désignée, comme devant être employée contre les calculs, est celle qui est connue sous le nom la Fontaine-Marie.

7° Celles de Segray, Loiret, que Blondet, Generst et Gastelier ont analysées, mais qui auraient besoin d'être examinées de nouveau.

8° Celles de Sermaize, qu'on écrit aussi Sermaise, Marne, que Narier a préconisée contre la gravelle.

9° Enfin les eaux d'Aix, en Provence (2), qui, d'après

---

(1) M. Ségalas a présenté à l'Académie de médecine le 22 août 1826, des fragmens de calculs rendus par un malade qui faisait usage d'une boisson acidule, de la bierre, qu'il prenait en grande quantité.

(2) M. Springsfeld, médecin de Veissenfeld, publia en 1749 et 1756 deux ouvrages : dans le premier il pose en fait que les eaux de Carlsbad en Bohême ont la vertu de dissoudre la pierre ; dans le deuxième il attribue

l'analyse de M. Laurens, ne contiennent que des atomes d'une matière animale et des fractions de carbonates de magnésie et de chaux, et de sulfate de soude.

Si les eaux minérales que nous venons de citer agissent sur les calculs d'autre façon que le fait l'eau ordinaire, elles justifient ce que nous avions déjà dit à propos des eaux d'Aix et d'autres eaux minérales (1) : c'est que si l'on prétend établir les propriétés des eaux minérales en raison des principes minéralisateurs qu'on y a découverts, les eaux d'Aix (Languedoc) et une foule d'autres eaux doivent être regardées comme inefficaces; mais des faits positifs de guérisons bien observées semblent démontrer que la chimie a encore beaucoup à faire par rapport aux eaux minérales; car on ne peut expliquer un grand nombre de guérisons observées dans différentes localités qu'en établissant que les eaux qui ont déterminé ces guérisons doivent contenir quelques principes qui, jusqu'à présent, ont échappé aux recherches des chimistes. Cette opinion peut être admise avec d'autant plus de raison qu'il n'y a encore que quelques années qu'on a découvert dans les eaux minérales l'iode, le brôme, l'acide chrênique, l'acide apochrênique; cependant l'iode et le brôme

---

à ces eaux une vertu dissolvante supérieure à celle de l'eau de chaux. On trouve encore dans une dissertation physique et botanique sur la maladie néphrétique et sur l'usage de l'uva ursi, publiée en 1768 par Don Joseph Quer, chirurgien du roi d'Espagne, une indication sur des eaux minérales qu'on employait en Espagne contre la pierre. Ces eaux sont : 1° *les eaux de Ribas* en Catalogne; 2° les *Aquas agrias*, les eaux aigres (acides) qui se trouvent près de Paterne dans les *Apuljares*, montagnes du royaume de Grenade; 3° *les eaux de Sacedon; 4° celles de Trillo*, sur lesquelles Ortega a publié en 1778 un ouvrage intitulé: *Tratado de las aguas termales de Trillo, del Madrid.* Dans cette dissertation, Don Quer dit avoir vu des résultats aussi surprenans que multipliés de l'usage salutaire des eaux de Ribas prises contre la gravelle. (Voir les notes à la fin de cet essai.)

(2) Traité des eaux minérales (Inédit).

possèdent des caractères particuliers qui permettent de les distinguer. Espérons que la chimie, qui compte dans ses rangs des hommes disposés à étudier ces corps qui ont un haut intérêt, puisqu'ils jouissent d'une si grande efficacité, verra le cercle de ses connaissances s'agrandir, et que cet agrandissement tournera au profit de l'humanité.

§ V. *De l'action de la chaux et de l'eau de chaux sur les calculs.*

L'eau de chaux a été employée comme dissolvant des calculs par le docteur Whytt, professeur de médecine à l'Université d'Édimbourg. Ce savant, qui avait eu l'idée de faire usage de ce médicament par suite de l'examen de la composition et des effets du remède de mademoiselle Stephens, publia sur l'emploi de l'eau de chaux un ouvrage assez étendu, écrit en anglais, indiquant deux manières d'administrer ce remède : la première en le prenant par la bouche, la seconde en l'injectant par l'urètre. L'examen de la première de ces méthodes avait démontré que l'eau de chaux ne pénétrait dans la vessie qu'après s'être considérablement affaiblie; ce qui n'arrivait pas lorsqu'on injectait ce liquide par l'urètre. Mais le docteur Whytt éprouva quelques difficultés pour arriver à faire les injections; c'est du moins ce que démontre le mémoire de William Butler, *Méthode pour guérir la pierre par les injections*, septembre 1755, mémoire dans lequel il donne la description d'un soufflet destiné à faire ces injections, et des détails sur diverses expériences faites dans le but de faire facilement pénétrer des liquides par le canal de l'urètre.

La chaux, qui à cette époque était réputée la plus convenable pour dissoudre la pierre, était la chaux obtenue de la calcination des coquilles d'hutîres. (1)

(1) Pline, histoire naturelle, liv. xxx, chap. 8, fait mention des propriétés des coquilles d'escargot contre la pierre.

L'emploi de l'eau de chaux eut ses partisans et ses détracteurs. Navier, médecin de Châlons, en Champagne, qui s'était occupé de rechercher un lithontriptique (1), n'était point partisan de l'emploi de l'eau de chaux. Il supposait que les calculs de la vessie des *calculeux français* devaient différer de ceux qui existaient dans celle des *calculeux anglais ;* il basait son opinion sur la différence des boissons, et sur ce qu'on fait usage de bierre en Angleterre, tandis qu'en France on consomme du vin. Navier opposait encore à l'usage de l'eau de chaux la présence dans cette eau d'une grande quantité de particules ignées qui, disait-il, devaient nuire à la santé.

Parmi les défenseurs de l'eau de chaux on peut citer Hales, qui, ayant introduit des alcalis et des acides dans la vessie d'animaux vivans qui n'en éprouvèrent nulle incommodité, conclut de ses expériences que l'on pourrait porter ces réactifs dans la vessie de l'homme, et par là arriver à dissoudre les calculs qui s'y trouvent.

Langrish démontra que les réactifs lithontriptiques peuvent être introduits dans la vessie, en faisant sur des chiens, à deux reprises différentes dans la même journée, des injections avec de l'eau de chaux à laquelle il ajoutait 15 ou 20 gouttes d'une solution de potasse caustique; les animaux, sujets de ces expériences, n'éprouvaient aucune douleur par suite de ces injections, et il n'en résulta pour eux aucun accident.

Campbell, c'est Whytt qui rapporte ce fait, fit une semblable injection dans la vessie d'un enfant de trois ans, injection que cet enfant garda pendant quatre heures.

---

(1) On dit que Navier avait découvert une espèce de liqueur *douce* qui par la seule immersion réduisait la pierre la plus dure en une sorte de bouillie, mais qu'il ne l'avait jamais attaquée que par la voie d'injection. *Journal. économique*, 1758, pag. 382.

Butler administrait aussi à des calculeux l'eau de chaux en boisson, en lavement, puis en injection à l'aide d'une espèce de soufflet qui est décrit avec figures dans le *Journal économique*, septembre 1755, page 168.

L'emploi de l'eau de chaux a été abandonné, quoique l'on cite des faits qui démontrent son utilité contre les calculs de la vessie. L'un de ces faits, qui fait connaître et cette utilité et la possibilité d'employer le soufflet de W. Butler, est dû à M. Rutherfort; il a été publié par Butler, avec l'autorisation de Rutherfort.

Voici l'observation rédigée sur le fait telle qu'elle est rapportée dans la 2e partie du Mémoire de W. Butler, *Journal économique*, octobre 1755 (1). Augus M'Pherson, âgé de quarante ans, vint à l'hôpital royal d'Édimbourg au commencement de février 1753. Comme il me parut avoir une pierre dans la vessie, je le mis au nombre de mes malades. Il était fort incommodé depuis quatre ans, et rendait du sang le plus souvent par les urines, surtout quand il avait fait de l'exercice; de sorte qu'il était alors exténué de douleur, de maladie et de la perte de sang. Il avait eu bien de la peine à venir du haut des montagnes, et à son arrivée il se plaignait d'une douleur vive au col de la vessie, avait de fréquentes envies d'uriner, et tout ce qui passait alors était teint de sang. Je ne crus pas devoir le sonder pour lors à cause de l'inflammation et de la constriction des parties, mais je lui ordonnai une émulsion arabique, des lavemens, un peu de manne, etc. Les symptômes diminuèrent

(1) Nous pensons que ce fait est le même que celui qui a été publié par M. Leroy d'Etiolle dans son *Exposé des divers procédés employés jusqu'à ce jour pour guérir de la pierre sans avoir recours à la taille*, Paris, 1825, in-8, page 85. Cependant dans ce fait, M. Leroy d'Etiolle dit que la pierre avait entièrement disparu de la vessie et qu'on ne la rencontrait plus à l'aide de la sonde.

en peu de jours au point qu'il put souffrir la sonde, avec laquelle je sentis distinctement une pierre qui me parut grosse.

Mais quoiqu'on ait souvent pratiqué la lithotomie avec succès dans notre hôpital, et que le malade lui-même fût d'humeur à souffrir l'opération, je ne voulus pas le laisser tailler, aimant mieux essayer le pouvoir des lithontriptiques.

Comme les remèdes de cette espèce que l'on prend par la bouche, se mêlant avec la masse du sang et ensuite avec l'urine, doivent nécessairement perdre une grande partie de leur vertu avant que d'arriver à la vessie, j'avais souhaité depuis long-temps une occasion d'essayer si on ne ferait pas dissoudre mieux et plus vite la pierre en injectant immédiatement le dissolvant dans la vessie. Ce qui m'encouragea encore à pousser cette épreuve, c'est que M. Butler, clerc de l'hôpital royal, a inventé une machine ingénieuse au moyen de laquelle chacun peut très aisément s'injecter lui-même la vessie, et même avec moins d'embarras que si on se servait du ministère de quelque autre.

J'ordonnai donc à ce malade de s'injecter lui-même matin et soir, à l'aide de cet instrument et suivant les ordres de M. Butler, 4 ou 5 onces d'eau de chaux dans la vessie; et en même temps je lui fis prendre intérieurement l'eau de chaux et de savon. (1)

Les quatre ou cinq premières semaines qu'il usa de ces remèdes, il ne se fit pas beaucoup de changement dans son urine; mais dans la suite, quand on eut augmenté la quan-

---

(1) Burlet, dans un mémoire sur l'eau de chaux, *Recueil de l'Académie des sciences pour* 1700, fait voir qu'autrefois on se serait bien gardé de ce remède qui a été ensuite prescrit par Homberg, par Sylvius Deleboe en Hollande, par Willis; en Angleterre le docteur Alston disait dans ses leçons sur la matière médicale en 1749, qu'on pourrait donner avec sûreté à l'intérieur une livre et demie d'eau de chaux.

tité de liqueur injectée, et qu'il put la retenir plus longtemps, son urine et l'eau de chaux quand il les rendait entraînaient un sédiment de craie qui montrait clairement que la pierre était alors dans un état de dissolution.

Les symptômes, qui dès le commencement avaient toujours diminué, quoique lentement, s'apaisèrent d'une manière plus sensible. Après ce phénomène, et quand le malade eut été assez bien pendant quelques semaines, on le sonda encore vers le milieu d'avril. Pour lors, après une recherche exacte, on imagina que le noyau de la pierre se faisait sentir dans certains momens en touchant légèrement sur la sonde, et le malade dit qu'il était sûr que ce qu'il en restait n'en était qu'un fort petit morceau, parce qu'il avait eu souvent une sensation comme si ce morceau voulait entrer dans l'urètre. Il continua encore le même régime pendant quinze jours; après quoi en le sondant on ne sentit plus de pierre; et comme il ne s'en plaignait plus, si ce n'est fort rarement en lâchant de l'eau, il devint impatient de s'en retourner. Je le laissai aller en lui recommandant de continuer le même traitement jusqu'à ce que les symptômes eussent entièrement cessé.

On trouve dans un mémoire de Luiscius quelques expériences faites avec l'eau de chaux prise à l'intérieur, dans le but de s'opposer à la formation de l'acide urique. Voici quelles sont ces expériences.

2 onces d'eau de chaux administrées à une personne, le matin à jeun, avec une tasse de lait et d'eau, n'ont produit aucun effet.

Une pinte d'eau de chaux prise en quatre fois, d'heure en heure, occasiona cinq heures après un léger dépôt de phosphate; l'urine rendue à la troisième heure n'était nullement alcaline, ce ne fut qu'à la cinquième heure que l'effet parut à son plus haut degré. Cet effet n'était pas aussi distinct que si l'on avait fait usage d'une petite dose de soude, malgré l'insolubilité des composés que l'on aurait cru devoir être formés par l'union de la chaux avec les acides qui existent dans l'urine.

Le goût désagréable de l'eau de chaux, la quantité qu'il en faudrait prendre en raison du peu de chaux qu'elle contient en dissolution, et l'incertitude de ses effets, lorsqu'on en a restreint l'usage à quelques cas fort rares, où elle a paru convenir particulièrement à l'estomac.

L'effet du carbonate de chaux sur l'urine est beaucoup moins sensible que celui de l'eau de chaux, quelquefois il est nul; mais à de grandes doses il détermine un léger dépôt de phosphate.

Lorsque ces remèdes sont pris quelques heures après le repas, on remarque que leur action sur l'urine est seulement retardée.

Les expériences que nous faisons connaître ont été répétées sur trois individus, et toujours on a obtenu les mêmes résultats.

M. Ségalas, dans son Essai sur la gravelle et sur la pierre, page 59, dit qu'on peut employer l'eau de chaux contre la gravelle : il ajoute que l'un des membres de l'Académie royale de médecine, M. Bourdois de Lamothe, a guéri, par l'usage de cette eau employée seule, une dame qui souffrait de la gravelle depuis trente ans. Nous regrettons que la mort de M. Bourdois ne nous permette pas de rapporter ici l'observation que ce savant praticien avait recueillie à ce sujet.

M. Laugier, dans le premier volume des Mémoires de l'Académie, page 405, s'exprimait ainsi en parlant d'un liquide susceptible de dissoudre les calculs d'acide urique :

« Le dissolvant dont je veux parler est l'eau de chaux. Je n'ai point la prétention de présenter l'action de ce liquide sur l'acide urique comme une découverte; je n'ignore pas que le célèbre Scheele à la sagacité duquel rien n'échappait, a remarqué cette action (l'action dissolvante). Je sais aussi que quelques praticiens, et notamment Whytt l'ont conseillée comme lithontriptique, je crois seulement que personne n'a eu l'occasion de faire les expériences chimiques dont je vais présenter à l'Académie les résultats qui, peut-être, lui inspireront quelque intérêt.

« J'avais besoin, pour vérifier un fait que j'avais remarqué dans l'analyse d'une concrétion arthritique, celui de la dissolution de l'urate de chaux dans la potasse caustique, fait que M. Vauquelin avait déjà observé, et qu'il m'invita à constater; j'avais besoin, dis-je, de préparer de l'urate de chaux pur. Je pris un gramme d'acide urique précipité de sa dissolution dans la potasse, par l'acide hydrochlorique et cristallisé; je le délayai dans une capsule avec quatre onces d'eau distillée, et je fis bouillir le mélange : cet acide est si peu soluble dans l'eau même bouillante, que la plus grande partie n'y était que suspendue lorsque je versai environ une once d'eau de chaux; tout-à-coup la liqueur s'éclaircit, et après avoir ajouté une autre once de la même eau qui suffit pour donner au mélange la faculté de ramener au bleu le papier de tournesol rougi, je la laissai refroidir, sa limpidité resta la même après le refroidissement, et il fallut employer l'évaporation pour obtenir l'urate de chaux, qui se déposa en petits prismes aiguillés. Je fis bouillir le résidu desséché avec de nouvelle eau, il fut dissous à la chaleur de l'ébullition, mais comme l'eau était moins abondante que dans la première expérience, le sel se cristallisa par refroidissement.

« Frappé de la solubilité donnée à l'acide urique par une si petite quantité d'eau de chaux, je continuai mes expériences dans le détail desquelles je n'entrerai point, parce qu'elles seront, avec beaucoup d'autres que je me propose de faire, le sujet d'un mémoire particulier. Je me bornerai à en rapporter quelques résultats. (1)

---

(1) Laugier, enlevé à la science par l'affreuse maladie qui décima la

« Trente-deux centigrammes, ou six grains d'acide urique cristallisé, chauffés avec une once d'eau de chaux étendue d'une once d'eau distillée, ont été dissous sur-le-champ, à une température de 26° Réaumur (32° 1/2 centigrades).

« La même quantité d'acide a été dissoute par la même quantité de mélange à froid, au bout d'une demi-heure, par la simple agitation; cette expérience a constamment réussi; j'ai seulement remarqué que du soir au lendemain la plus grande partie de l'urate de chaux se dépose sous forme de flocons blancs, extrêmement légers et faciles à séparer au moyen de l'eau. Un fragment de calcul d'acide urique, de la grosseur d'une petite noix et du poids de trois grammes soixante-six centigrammes, a été introduit dans un bocal contenant une once et demie d'eau de chaux et autant d'eau distillée; au bout de douze heures le liquide avait perdu sa saveur; un grand nombre de flocons d'urate de chaux recouvrait le calcul qui avait changé de couleur. La liqueur décantée et les flocons enlevés, la nouvelle eau de chaux faible que j'ai ajoutée a eu chaque fois une action plus marquée sur le calcul, ce qu'il faut attribuer à la pénétration plus intime du liquide dans la substance et à la diminution de la force de cohésion qui unit ses molécules.

« Au bout d'un mois, quoique je n'eusse changé l'eau que tous les trois ou quatre jours, changement qu'il faudrait faire dès qu'elle n'a plus de saveur, le calcul était réduit au cinq ou sixième de son volume, état dans lequel il est resté, parce que j'ai cessé depuis long-temps de renouveler le liquide. Cette expérience doit être répétée avec plus d'exactitude, pour déterminer d'une manière précise le temps et la quantité d'eau de chaux, nécessaires pour *pulvériser* ou plutôt

---

France en 1832, n'a pu réunir les notes et publier ce mémoire ainsi qu'il se l'était proposé.

pour réduire en flocons d'urate de chaux un calcul d'acide urique sans le secours de la chaleur; il me semble que d'après cette simple expérience, il n'est plus possible d'en douter.

« Si l'eau de chaux affaiblie réunissait le double avantage d'être sans action sur la vessie, de n'y point causer d'irritation, on n'hésiterait point sans doute à lui donner la préférence sur les eaux de potasse et de soude dans la méthode des injections, dût son action être plus lente. »

« La chose serait d'autant plus faisable aujourd'hui, que, d'après l'ingénieux appareil perfectionné par M. Jules Cloquet, on parvient aisément à introduire dans la vessie privée d'urine une quantité de liquide très considérable. Ce mode pourrait réussir surtout dans les cas de gravelle où l'acide urique existe presqu'à l'état de pureté, et où il se trouve sous forme de très petits fragmens qui n'ont point encore, à beaucoup près, la consistance que cet acide est susceptible d'acquérir lorsqu'il constitue les calculs urinaires proprement dits. »

Les expériences faites par M. Laugier, les succès qu'on a pu obtenir de l'eau de chaux lorsqu'on a eu affaire à de la gravelle composée d'acide urique, et à des calculs du même acide, font regretter que les essais qui ont dû être faits par cet habile chimiste sur d'autres calculs, n'aient pas été publiés; leur résultat aurait sans doute fait connaître le mode d'action de l'eau de chaux sur les calculs de phosphate qui se détachent par écailles et qui semblent se pulvériser.

§ VI. *De l'action du remède de mademoiselle Stephens contre les calculs.*

Le remède de mademoiselle Stephens (1) se composait:

---

(1) Quelques auteurs prétendent que le nom de l'auteur de ce remède doit être écrit STEEVENS.

1° d'une poudre préparée, avec les coquilles d'œufs calcinées et avec les limaçons entiers calcinés; 2° d'une tisane préparée avec les feuilles de bardanne, de camomille romaine, de persil; et avec une préparation désignée par le nom de boule savonneuse, qui contenait du savon d'Alicante, du miel blanc et du cresson sauvage calciné et pulvérisé; 3° de pilules composées de savon médicinal, de miel blanc et d'une poudre charbonneuse composée de semences de carotte sauvage, de semences de bardanne, du fruit de frêne avec son enveloppe, du fruit de l'églantier (le cynorrhodon), du fruit de l'aubépine; toutes les substances qui entraient dans la poudre charbonneuse étaient réduites en charbon à vases clos. (1)

Mademoiselle Stephens n'employait d'abord que les coquilles d'œufs calcinées seules, qui donnaient pour résultat la chaux provenant des 72 parties de carbonate de chaux que contiennent ces coquilles, plus 2 parties de phosphate de chaux, enfin quelques traces de carbonate de magnésie et de fer. Plus tard elle mêla à cette poudre des limaçons, qui apportèrent dans ce remède une nouvelle proportion de chaux, puis une petite quantité de sous-carbonate de potasse; enfin par la poudre charbonneuse, elle administrait une nouvelle quantité de sels alcalins à base de potasse, qui devaient résulter de l'emploi de la poudre charbonneuse qu'on obtenait par la calcination à vase clos des substances végétales que nous avons citées.

Mademoiselle Stephens, au dire des auteurs, n'ajouta du savon à son remède, que pour faire cesser la constipation qu'on avait observée chez les malades qui en faisaient usage.

C'est en 1737 que le remède anglais commença à faire du

---

(1) Ce remède se trouve décrit dans *les Élémens de pharmacie de Baumé*, dernière édition, p. 290.

bruit; il acquit une telle réputation, qu'en 1739 le parlement, craignant que la formule n'en fût pas rendue publique, nomma une commission composée de vingt-deux membres pour l'examiner, voulant donner à mademoiselle Stephens des marques de générosité, s'il était reconnu que ce remède avait toute l'efficacité qu'on lui donnait.

Le rapport fait par les membres du parlement, qui faisaient partie de la commission, ayant été favorable à mademoiselle Stephens, il lui fut accordé une récompense de 5,000 livres sterling (125,000 fr.); et la formule de cette préparation fut rendue publique en Angleterre par la voie de tous les papiers publics. Plus tard cette formule fut donnée en français par M. de Bremond, et en latin par M. Hartley, médecin de Londres. (1)

Aussitôt que la formule de mademoiselle Stephens fut publiée, des malades en firent l'essai, et l'opinion publique se prononça sur le remède qui en faisait le sujet; les uns nièrent ses propriétés en se basant sur leur manière de voir qui était qu'il n'y avait point de corps qui pussent dissoudre la pierre dans la vessie; d'autres, plus sages et plus prudens, attendirent pour se prononcer; d'autres encore ne virent dans cette préparation qu'un assemblage bizarre de plusieurs médicamens, qui ne pouvait avoir d'efficacité; d'autres enfin attribuèrent à l'usage de ce remède la formation des matières crétacées et pierreuses rendues par les urines ou bien méprisèrent ce remède sans le connaître.

L'Académie des sciences, qui a toujours pris un vif intérêt à tout ce qui peut agrandir le cercle de la science ou être utile à l'humanité, chargea Morand, l'un de ses membres, qui lui avait communiqué le détail des dix premières observations

(1) Le 28 mars 1740, mademoiselle Stephens toucha la somme de 5,000 livres sterling.

publiées à Londres sur l'effet de ce remède, de faire des expériences qui durèrent quinze mois et sur le résultat desquelles il lut un rapport qui se trouve publié dans le volume des Mémoires de l'Académie pour 1740, page 177. Dans ce rapport, Morand fait connaître les faits suivans ; il divisa les malades qu'il soumit au remède de mademoiselle Stephens en quatre classes, et il reconnut :

1° Que les malades formant la première classe, composée de cinq personnes qui faisaient usage des remèdes pour les maladies des reins ou de la vessie, autres que la pierre, n'éprouvaient pas tous les mêmes phénomènes; en effet, les remèdes ont paru faire du bien à ceux qui se plaignaient d'embarras dans les reins et même de colique néphrétique; ils ont augmenté les douleurs de ceux qui rendaient des urines purulentes, et qui par conséquent avaient quelques ulcères dans les voies urinaires ;

2° Que les malades de la deuxième classe qui prenaient le remède contre la gravelle, ont aussi présenté des différences : deux se comptent absolument guéris, quatre ont été soulagés, deux n'en ont tiré aucun parti, quatre ont rendu des pierres assez grosses ;

3° Que les malades de la troisième classe, qui avaient les symptômes de la pierre et qui n'ont pas été sondés, ont présenté les résultats suivans: l'un, âgé de cinquante-cinq ans, qui avait pris la poudre et la boisson pendant trois mois, ne ressentit plus rien de ce qu'il ressentait auparavant ; trois autres ont été soulagés, deux ont rendu des pierres entières, un autre a rendu des morceaux de pierre en forme d'écailles.

La quatrième classe était formée de malades de différens âges, depuis trois jusqu'à soixante-dix-neuf ans ; et chez tous ces malades la présence de la pierre avait été constatée par l'usage de la sonde. Douze avaient été sondés par Morand, dix autres l'avaient été par d'autres chirurgiens connus.

Sur ces malades, quatre qui prirent peu de temps les remèdes, furent, l'un soulagé, deux autres n'en éprouvèrent ni bien ni mal; le quatrième, pressé par les douleurs de la pierre, se fit tailler et on obtint de cette opération, une pierre molle.

Sur onze adultes, trois n'en ont tiré aucun fruit; quatre furent bien soulagés, quatre se regardaient comme entièrement guéris, quatre autres furent taillés, et on ne remarqua aucune marque de dissolution sur les pierres extraites. (1)

Morand a remarqué que la boisson savonneuse et les poudres prises dans du vin blanc avaient causé, à plusieurs malades, un mal de gorge ou une toux qui n'avaient pas duré; à d'autres des vomissemens, mais il a vu les malades s'accoutumer à ces remèdes : peu, dit-il, s'en sont rebutés, plusieurs les ont continués pendant l'espace d'une année.

En général, l'administration du remède de mademoiselle Stephens a augmenté les douleurs des malades dans les premiers jours; mais plusieurs de ces malades ont acquis promptement la faculté de retenir leur urine, ce qui est ordinairement de bon augure, puisque ce remède n'agit efficacement qu'autant que l'urine, qui en est chargée, séjourne plus longtemps dans la vessie.

Morand dit que les urines de ceux qui faisaient usage du remède anglais avaient une odeur de sel ammoniac; que communément ils rendaient, dans les premiers temps de l'administration, des glaires et un sédiment blanc qui, mis à part et desséché, se convertissait en une poudre jaunâtre, qui, mise sur les charbons, rendait une odeur fétide animale; que plusieurs n'ont jeté que de ce sédiment, tandis que d'autres ont rendu de petites lames cristallisées et comme talqueuses;

(1) Il eût été du plus haut intérêt, lors de ces opérations, de constater la nature des pierres; mais la science n'était pas au point où elle est de nos jours. Scheele n'avait point publié son travail sur l'analyse des calculs de la vessie.

d'autres des écailles pierreuses, convexes d'un côté et concaves de l'autre; d'autres des fragmens de pierre qu'on ne pouvait écraser entre les doigts et où l'on comptait plusieurs couches; quelques-uns, de petites pierres entières, telles qu'on en jette quelquefois à la fin des coliques néphrétiques; d'autres, qui rendaient habituellement de petits sables très ronds et rougeâtres, cessèrent d'en rendre pendant qu'ils faisaient usage du remède. Il y a fort peu de malades qui aient rendu du sang dans leur urine, bien qu'ils en rendissent auparavant.

Morand dit aussi que ces remèdes n'ont dérangé, dans les malades, ni l'appétit, ni les digestions, ni aucune des principales fonctions; il fait remarquer que communément ils donnent lieu à de la constipation; mais qu'on a appris, par l'usage, que les poudres sont employées comme astringentes, tandis que la boisson est employée comme laxative; que, par conséquent, on peut corriger l'un par l'autre, en donnant plus ou moins de ces deux remèdes.

Morand a aussi fait d'autres expériences, dans le but de reconnaître l'action du remède de mademoiselle Stephens, et il a vu :

1° Qu'un morceau de calcul, mis dans une solution savonneuse, portée à-peu-près à la température de l'urine et laissée dans ce liquide pendant un mois, avait perdu 31 grains de son poids sur 93 qu'il pesait avant l'opération; qu'en outre ce calcul laissait dans les doigts *sa première écorce* et quelque chose de la seconde;

2° Qu'un morceau de calcul, placé dans les urines d'un homme qui prenait le remède de mademoiselle Stephens, la boisson et les poudres, avait perdu, par son exposition pendant un mois à l'action de ce liquide chauffé à-peu-près à la température de la vessie, 3 grains sur 127 grains qui formaient son poids;

3° Qu'un morceau de calcul, placé dans les mêmes circonstances pendant un mois, avait perdu 8 grains sur 68;

4° Enfin qu'un calcul, placé dans de l'urine d'un homme sain pendant un mois et dans les mêmes circonstances, avait gagné 1 grain, puisqu'il pesait 120 grains au lieu de 119 qu'il pesait auparavant.

Morand cherche à établir, par l'examen du remède de mademoiselle Stephens, l'explication des faits qu'il a observés; et pour démontrer l'action de ces remèdes qui peuvent ramollir la pierre, il cite l'observation d'un maître de poste anglais, M. Carteret qui, ayant été soulagé par l'usage du remède, le cessa avant d'être parfaitement guéri; étant mort deux ans après, on fit l'autopsie du cadavre, et on lui trouva, dans la vessie, deux pierres dures et unies, de la grosseur d'une petite châtaigne, dont chacune en contenait une autre, qu'on entendait sonner comme une pierre d'aigle; ces noyaux étaient d'une consistance telle, qu'on pouvait aisément les écraser entre les doigts, et les pierres qui les formaient paraissaient avoir été *pourries* et *rongées*, termes qui ont été employés par le chirurgien qui avait fait l'opération. Morand pense que le noyau du calcul, noyau qui était isolé, était formé par les pierres qui avaient éprouvé l'effet des remèdes, et que l'écorce appartenait à une pierre formée depuis que M. Carteret les avait discontinués.

Morand insiste *sur la propriété du remède de prévenir la pierre, et il fait observer que l'opération de la taille, pratiquée sur les enfans, n'est pas un préservatif pour le calculeux, puisqu'il est de ces malheureux qu'on a taillés jusqu'à sept fois; et il se demande si on ne pourrait pas donner le remède aux personnes opérées et qui auraient de nouvelles dispositions aux calculs.*

Morand dit, avec raison, qu'il ne croit pas que les remèdes de mademoiselle Stephens agissent sur les pierres murales, sur celles qui sont noires et qui ont une couleur de mâchefer.

Si le remède de mademoiselle Stephens n'a pas réussi dans

un grand nombre de cas, il n'a pas été possible d'indiquer la cause de la non-réussite; pour s'éclairer, il eût fallu pouvoir faire l'analyse des calculs opérés; mais, à cette époque, cette analyse était impossible, puisque la nature de ces concrétions n'était pas connue. En effet Morand, en parlant des calculs muraux, dit qu'il les considère *comme un composé particulier d'urine et de sang, duquel résulte une concrétion beaucoup plus dure que celle des pierres blanches, ce qui*, dit-il encore, *revient assez à ce que l'on dit du ciment des anciens, dont on attribue la solidité au sang de bœuf qui entrait dans sa composition.*

Quoi qu'il en soit, le remède de mademoiselle Stephens a eu de bons résultats, et les publications dues aux docteurs Hartley et Descherny le constatent. Parmi les résultats de l'usage du remède, on peut cependant citer:

1° Ceux qui sont raportés par Jacques Kirk-Patrick, docteur en médecine, qui a décrit l'état de souffrance dans lequel il était lorsqu'il entendit parler du remède anglais, et l'étude des effets de ce remède faite jour par jour, depuis le moment où il en fit usage jusqu'à son entière guérison. Il résulte de cette observation, qu'il rendit, par l'urètre, *mille trente-six* écailles de pierre, provenant, à ce qu'il pensait, de cinq pierres qui s'étaient en partie dissoutes ou disgrégées dans la vessie, et dont les noyaux furent rendus à différens intervalles; outre ces écailles, l'urine chariait très souvent une grande quantité de sable, et une matière blanchâtre qui se déposait au fond du vase et qui se durcissait par l'évaporation en une substance pierreuse, ce qui fait croire, avec raison, que ce sédiment n'était autre chose que la substance de la pierre qui était dissoute, en même temps qu'il y avait disgrégation des écailles qui furent observées en si grand nombre.

Le docteur Kirk-Patrick, dans le but de démontrer la vérité des faits dans l'observation de sa maladie, fit suivre cette observation d'une attestation signée de neuf membres du parlement, d'un pareil nombre de théologiens, de huit médecins et de onze bourgeois.

Geoffroi aussi, membre de l'Académie royale des sciences, rapporte quelques faits qui sont en faveur du remede de mademoiselle Stephens. Il cite: 1° le cas d'un malade de 55 ans, qui avait tous les symptômes de la pierre, qui urinait le sang, qui ressentait des douleurs aiguës dès qu'il faisait quelque route un peu longue, et qui ne pouvait plus voyager en chaise de poste. Les douleurs de ce malade augmentant de jour en jour, il se détermina, le 1er août 1739, à faire usage du remède anglais, prenant trois fois par jour 56 grains de la poudre des deux espèces de coquilles, délayant chaque dose dans quatre onces de vin blanc, et prenant par-dessus un demi-septier de la tisane. Cette médication fut suivie pendant trois mois, prenant peu d'alimens, faisant peu d'exercice et buvant peu; pendant le premier mois, le malade fut soulagé, il avait rendu, avec ses urines, des matières pierreuses blanches et en lames, la plupart convexes d'un côté et concaves de l'autre; le trente-quatrième jour, ce malade alla se promener et marcha pendant deux heures, craignant de ressentir, en rentrant, de grandes douleurs et d'uriner du sang, ce qui n'eut pas lieu. Le lendemain, il rendit une écaille blanche semblable aux précédentes; le surlendemain, ses urines étaient chargées de matières blanches détrempées, mêlées de glaires; quatre jours après sa première sortie, il en tenta une seconde, dont le résultat ne fut pas aussi favorable; ses urines, à son retour de la promenade, étaient teintes de sang; vers le soir, il rendit une si grande quantité de glaires et de sable, que son urine en paraissait huileuse; mais ces irritations cessèrent vers le 10 septembre. Le 20 septembre, il rendit cinq fragmens pierreux plus gros que les premières écailles; le 22, il rendit de nouveaux fragmens, mais plus solides que les précédens, ce qui continua, à quelques jours d'intermission près, jusqu'au 18 octobre, que le malade sortit de rechef; en rentrant, il urina facilement, en rendant cependant deux ou trois petites écailles. Le 28 octobre, il cessa de faire usage du remède; les phénomènes de la maladie ayant cessé, le 30 il sortit en voiture, se promena à pied, alla à l'Opéra, où il vit le spectacle tout entier sans s'asseoir, sans avoir aucun besoin et sans ressentir aucune douleur; il alla ensuite en voiture dans deux quartiers fort éloignés, et revint chez lui sans avoir à se plaindre d'avoir poussé trop loin l'expérience. Depuis, ce malade n'a présenté aucun symptôme analogue à ceux qu'il avait éprouvés avant l'administration du remède.

Geoffroi, en rapportant ce fait, dit que le malade n'ayant point été sondé, il n'y a de constant que les observations faites sur lui, pour faire soupçonner l'existence de la pierre; nous pensons que ces observations sont telles qu'elles permettent de résoudre la question.

2° Le cas d'un enfant qui, ayant été sondé et ayant pris le remède à demi-dose pendant un mois, a été guéri.

3° Deux autres cas où les malades ont rendu, l'un de petites pierres, très dures, remplies de trous; l'autre, des urines chargées d'un sédiment blanc, et un petit corps graveleux, gros comme un grain de coriandre, et couvert du même sédiment. Ce corps avait un noyau et des couches appliquées les unes sur les autres.

Geoffroi a aussi fait des expériences sur la propriété dissolvante des urines sur les calculs il a vu :

1° Qu'une pierre de la vessie, qui pesait 2 onces 3 gros 5 grains 1/2, et qui avait été placée dans un vase dans lequel on mettait tous les jours de l'urine d'un malade qui prenait le remède anglais, urines qui chariaient du sédiment et du gravier, avait acquis au bout de ce temps un surcroît de poids de 6 grains 1/2.

2° Que la même pierre, placée dans les mêmes circonstances dans les urines du même malade, lorsqu'elles ne chariaient plus, avait au bout de dix jours diminué de 35 grains 1/2, puisqu'elle ne pesait plus que 2 onces 2 gros 42 grains. Cette pierre, qui avait été conservée par Geoffroi, paraissait comme gravée en quelques endroits, et l'on y apercevait de petits trous par lesquels il semble que l'urine commençait à agir dans son intérieur.

On trouve encore dans les Mémoires de l'Académie des sciences pour 1736 :

1° L'observation de Bertheau, receveur des tailles de Pithiviers, chez lequel on reconnut la pierre lorsqu'il fut sondé à Fontainebleau par M. Hevin, et qui ayant pris le remède de Stephens, préparé chez Geoffroi, rendit des glaires, de petits feuillets pierreux, de petites pierres ayant la forme d'un noyau d'olive. Plus tard, après une rétention d'urine, il rendit encore une pierre grosse comme le noyau d'une olive. Ayant cessé au bout de dix-huit mois de prendre le remède et en continuant seulement les pilules de savon, au bout de deux ans les symptômes qui semblent démontrer la présence de la pierre dans la vessie disparurent; il faisait de longues promenades à pied, et jouissait d'une bonne santé, à l'exception des attaques de goutte et d'éresypèle qui lui survenaient de temps en temps. M. Bertheau, qui ressentit plus tard des douleurs dans la vessie, étant mort le 21 juillet, environ douze ans après, on trouva dans sa vessie une pierre enduite d'une couche mucilagineuse, qui avait 2 pouces de long, 18 lignes de large et 13 lignes d'épaisseur, et qui pesait 3 onces. On doit se demander si cette pierre n'avait pas été attaquée par le remède Stephens, ou si elle s'était reformée après que les autres pierres avaient été rendues.

2° Une observation sans nom d'auteur (année 1748, page 100), qui fait connaître qu'un malade, qui avait été soulagé au point de marcher, de monter à cheval, ayant souffert de nouvelles douleurs, et s'étant soumis à la taille, on lui fit l'extraction d'une pierre pesant 1 once 2 gros 1 scrupule.

Geoffroi a conclu de tous les faits qu'il a observés que le remède de mademoiselle Stephens peut soulager pour un certain temps certains malades en nettoyant la vessie, et qu'il empêche du moins l'accroissement de la pierre pendant qu'ils en font usage. Le jugement porté par Geoffroi est sévère, car il n'explique pas le rejet des fragmens de pierre, des noyaux de calculs, enfin la disparition complète des calculs par suite de l'usage de ce remède.

Le remède de mademoiselle Stephens, qui peut dégoûter le malade qui en fait long-temps usage, n'a pas été nuisible aux fonctions animales, et n'a laissé aucune mauvaise impression sur la vessie. Cependant ce remède, comme Morand l'avait prévu, a eu le sort des remèdes nouveaux : chacun s'empresse de les employer, puis on les oublie et on ne s'en sert plus. (1)

§ VII. *De l'action de la magnésie sur la gravelle et sur les urines.*

M. le docteur Home, dans ses recherches et observations sur les fonctions de l'estomac, avait annoncé qu'il serait possible de prévenir les maladies occasionées par les calculs en faisant arriver dans l'estomac des substances capables de s'opposer à la formation de l'acide urique, et que cette méthode de traitement serait plus avantageuse que celle qui consiste à dissoudre cet acide après qu'il est formé (2). Il

---

(1) On pourrait citer à l'appui de l'opinion qu'avait émise Morand, une foule de faits arrivés depuis un siècle : on a vu divers médicamens anciennement employés, surgir de nouveau dans la thérapeutique, être employés avec enthousiasme, puis enfin être abandonnés.

(2) Hoffman avait déjà signalé la magnésie comme pouvant être employée comme le meilleur des lithontriptiques (*V. le Journal d'Hufeland août* 1819) ; selon Berzelius la première idée de faire usage de cet oxide

consulta à ce sujet M. Hachett sur la substance qu'il croyait la plus propre à produire cet objet, à raison de son insolubilité dans l'eau, qui la mettrait à même de séjourner dans l'éstomac jusqu'à ce qu'elle fût combinée avec quelques acides et entraînée dans le pylore avec les alimens.

La réponse de M. Hatchett fut conforme aux vues de Home, et cette manière de voir de ce praticien fut confirmée par l'expérience qui démontra que toutes les fois qu'il y avait une plus grande quantité d'acide urique de formée, cette formation était diminuée par la magnésie à un bien plus haut degré que par l'usage, même à forte dose, des alcalis.

M. Home ayant engagé M. Brande à se joindre à lui pour faire l'essai de ce mode de traitement, ils jugèrent que les résultats qu'ils avaient obtenus étaient assez importans pour les communiquer à la Société royale de Londres. Aussi, dans la séance du 22 février 1810, firent-ils connaître quatre observations, prises parmi un grand nombre d'autres. Ces observations sont destinées à offrir des exemples des principales variétés des maladies causées par les calculs.

Première observation.

Un homme âgé de soixante ans, qui avait fait un usage habituel de liqueurs acides, rendait de petits calculs, en forme de graviers, de couleur rouge; quelquefois ces graviers, en cristaux d'une plus grande dimension, étaient entièrement composés d'acide urique, et ils se déposaient immédiatement dans son urine.

9 dragmes (le dragme, poids anglais, répond à 3 grammes 884 millig.), de sous-carbonate de soude dissous dans de l'eau fortement imprégnée d'acide carbonique, et pris en trois

---

doit être rapportée à Hatchett. (*V. le Journal de Nicholson*, n. 19, *et les Annales de chimie*, t. XCI, p. 224.

doses dans le cours de la journée, ont paru ne produire aucun effet sur la formation de l'acide urique. Le sable rouge se déposa comme à l'ordinaire.

On essaya ensuite l'alcali végétal : 3 dragmes de sous-carbonate de potasse, dissous dans l'eau chargée d'acide carbonique, furent administrés de la même manière et dans les mêmes intervalles, les dépôts d'acide urique diminuèrent un peu; mais bien que l'usage de ce remède eût été continué pendant plus d'un an, avec quelques courtes interruptions, le malade rendait encore de petits calculs.

Cette disposition extraordinaire du sujet à fournir de l'acide urique et le peu de succès des alcalis (1) engagèrent ces savans à saisir l'occasion de juger par comparaison l'effet de la magnésie. On commença par déterminer avec soin la quantité de l'acide que contenait l'urine; on fit prendre ensuite au malade 15 grains de magnésie, trois fois par jour, dans une pinte et demie (la pinte anglaise contient 47 centilitres) d'infusion de gentiane; au bout d'une semaine la quantité d'acide urique était diminuée, et trois semaines après il ne s'en trouvait plus qu'accidentellement. L'usage en fut continué pendant huit mois, et dans tout ce temps il n'y eut plus de calculs, plus de dépôt dans les urines; le malade, qui était sujet à des maux de cœur, à des malaises dans la région de l'estomac, vit cesser ces symptômes.

Deuxième observation.

Un homme de quarante ans, qui rendait depuis quatre ans une quantité considérable d'acide urique, sous forme d'un

---

(1) Nous ne concevons pas cet insuccès, car nous avons vu à plusieurs reprises, qu'en prenant le matin à jeun et après avoir uriné, une solution de 4 grammes de sous-carbonate de potasse dans un demi-litre d'eau distillée, nos urines d'acides qu'elles étaient devenaient alcalines.

sable rouge, quelquefois de petits calculs, et dont les urines étaient plus ou moins troubles lorsqu'il avait pris quelque chose qui ne convenait pas à son estomac, n'ayant jamais fait usage des alcalis ni d'aucun autre remède, se détermina à prendre tous les jours un dragme et demi de sous-carbonate de soude, dissous dans une pinte et demie d'eau fortement chargée d'acide carbonique, et continua quelque temps ce traitement.

S'étant absenté de Londres pendant un mois, il rendit beaucoup moins d'acide urique qu'à l'ordinaire. Ayant eu cependant quelques attaques, on ajouta 20 grains de solution de potasse pure à chaque dose d'eau de soude, ce qui ne produisit pas ce que l'on attendait, puisque trois jours après, ayant pris un peu plus de vin que de coutume, il ressentit des douleurs dans les reins et rendit une certaine quantité d'acide urique, sous forme de petits cristaux rouges. On lui prescrivit alors l'usage de la magnésie à la dose de 20 grains, soir et matin, dans un peu d'eau. Il éprouva le troisième jour un relâchement extraordinaire, mais qui n'eut aucune suite. Il continua pendant six semaines ce traitement ; ses urines, chaque fois examinées dans le cours de cette période, n'annoncèrent point d'acide urique surabondant, et depuis il n'a ressenti aucune douleur, quoiqu'il n'ait observé aucun régime.

Troisième observation.

Un homme de quarante-trois ans, après un violent exercice de cheval, fut saisi de violentes douleurs dans l'urètre et dans les reins, et rendit la nuit suivante un petit calcul urique. L'usage de l'eau de soude parut d'abord opérer de bons effets; mais l'acide urique revint par degrés et un mois après, malgré la continuation de ce traitement, il rendait plus de sable et son urine était plus chargée de mucus qu'auparavant. Il commença, le 3 janvier 1809, à prendre tous les soirs 20 grains de magnésie; à la troisième prise, le dépôt de sable rouge n'était plus aussi abondant; mais trois semaines après, il n'avait pas encore entièrement disparu; ayant pris du froid, son urine redevint trouble, ce qui était dû, ainsi qu'on le reconnaît, à l'unique présence du mucus; mais ce symptôme cessa bientôt. Le mois suivant, on lui fit prendre soir et matin 20 grains de magnésie, et le 1er mars, les urines furent reconnues parfaitement saines; le 1er juin, il rendit encore un peu de sable rouge en cristaux à la suite de quelques légères douleurs dans l'urètre droit. Il recommença à prendre la même dose de magnésie deux fois par jour pendant trois semaines; depuis cette époque jusqu'au milieu de novembre, il ne se manifesta aucun symptôme de cette maladie.

Quatrième observation.

Le malade, sujet de cette observation, était âgé de cinquante-six ans; à la suite d'un violent accès de goutte, il rendait tous les jours des urines très chargées de mucus, et jusque-là il n'avait jamais éprouvé ce symptôme. Ses urines contenaient aussi, mais quelquefois seulement, du sable rouge formé principalement d'acide urique, mais toujours sans calcul. Il avait l'estomac extrêmement débile; il éprouvait des maux de cœur et des douleurs dans la région des reins; il faisait un usage habituel du vin de quinquina et d'autres spiritueux, ayant dans l'idée que la maladie venait de ce que la goutte était dans l'estomac.

Les alcalis dont il fit usage lui occasionèrent des sensations si désagréables dans l'estomac, qu'on ne put le décider à en faire un nouvel essai sous quelque forme que ce put être. Il consentit alors à s'interdire les spiritueux et à prendre trois fois par jour 20 grains de magnésie dans de l'eau. L'action trop puissante de ce médicament sur les intestins obligea de le réduire à 2 prises par jour, et d'ajouter à chaque dose 5 gouttes de laudanum. (1)

Cé traitement, suivi d'abord pendant trois semaines sans interruption, et repris ensuite pendant trois autres semaines, procura un soulagement considérable sur l'affection de l'estomac et des reins.

L'examen des urines fit voir que la tendance à la formation de l'acide urique était sensiblement diminuée, quoiqu'il y eût encore de temps en temps un sédiment abondant, composé d'acide urique et d'une plus ou moins grande proportion de sécrétions muqueuses. Il est à remarquer que le malade n'eut pas le moindre symptôme de goutte depuis sa dernière attaque, qui remontait à plus d'un an : c'était le plus long intervalle qu'il eût éprouvé dans les six dernières années. Il ne fait plus usage de la magnésie que quand il commence à éprouver des sensations désagréables dans l'estomac, et il continue cette médication seulement pendant huit ou dix jours.

M. Brande croit pouvoir conclure de ces observations que la magnésie, prise intérieurement, agit sous plusieurs rapports d'une manière différente que les alcalis lorsqu'il y a chez le malade disposition à former une quantité surabondante d'acide urique.

En rapportant ici les observations publiées par Brande, nous devons dire que nous n'adoptons pas entièrement les idées émises par ce savant, et que nos expériences nous ont démon-

---

(1) On trouve dans les formulaires d'Ellis, la formule de la potion suivante recommandée, dit-on, par Brande dans le cas de prédominance de l'acide urique :

Magnésie 1 gros,
Infusion de gentiane 6 onces,

A la dose d'un verre, trois fois par jour.

tré que les carbonates alcalins étaient plus efficaces que la magnésie. Nous ne savons à quoi attribuer la différence dans les résultats; mais tout en écrivant ce Mémoire, nous avons expérimenté sur nous-même à plusieurs reprises, et nous avons vu que l'acide urique, qui était en excès dans les urines, passait à l'état d'urate alcalin, par l'usage des sous-carbonates pris non-seulement par la bouche, mais encore par l'usage de bains entiers dans l'eau desquels on avait fait dissoudre des carbonates de soude et de potasse.

§ VIII. *De l'action des acides sur les pierres de la vessie.*

Quelques praticiens ont eu l'idée d'employer les acides pour dissoudre les calculs de la vessie; mais cet emploi, fait sans discernement, donna des résultats sur lesquels on ne pouvait compter, puisque les calculs, solubles dans les alcalis, et qui sont en grand nombre, sont insolubles dans les acides.

Parmi les praticiens qui s'occupèrent de l'action des acides dans cette circonstance, on doit citer: 1° Bajer, qui avait conseillé l'emploi de l'acide oxalique, acide qui était loin d'être convenable, puisqu'il aurait pu donner lieu à la formation du calcul le plus insoluble, si toutefois l'acide et la chaux s'étaient trouvés au moment de la combinaison dans des conditions convenables pour que l'oxalate formé eût pu passer à l'état de calcul en s'agglomérant; 2° Tolet, qui conseilla l'administration de l'acide citrique, ou du moins du jus de citron qui contient cet acide, médicament qui fut employé sans succès par Pisanellus, et par un autre praticien; 3° Cornett, qui indiquait l'emploi de l'acide sulfurique affaibli, qui déjà avait été mis en usage ainsi qu'on le voit dans un ouvrage de Hartmann (*de acidi vitriolici virtute calculum pellente*, 1778);

mais B. Merkius démontra que cet acide ne dissolvait pas les calculs urinaires, comme on l'avait prétendu.

Les expériences faites jusqu'à présent semblent démontrer que l'acide carbonique peut cependant avoir une certaine action sur les pierres de la vessie (1); ainsi, Mascagny dit qu'il savait qu'on employait avec succès de l'eau de Seltz contre les calculs, et qu'en ayant pris plusieurs fois, il s'en trouva bien. Il est constaté que les eaux de Contrexeville, qui contiennent du gaz acide carbonique, ont procuré du soulagement à beaucoup de malades qui, à la vérité, prennent une très grande quantité d'eau. Brande a cité l'observation suivante à l'appui de l'action de ce dernier. « Comme on avait observé que les effets de « la sonde sur l'urine étaient modifiés par la présence de l'a- « cide carbonique, on fit l'expérience suivante pour s'assurer « si cet acide produirait réellement quelque effet sensible sur « l'urine dans l'état de santé.

« On fit prendre à un malade qui était à jeun, à neuf heures « du matin, 12 onces d'eau fortement chargée d'acide carbo- « nique; et on examina 8 onces d'urines, qui furent rendues « une heure après. Ces urines parurent être dans leur état « naturel; mais en comparant cette urine à de l'urine ordi- « naire, on trouva qu'elle contenait une quantité surabondante « d'acide carbonique qui se dégageait à l'état gazeux, soit à « l'aide d'une douce chaleur, soit en la plaçant sous le réci- « pient de la machine pneumatique.

« Un malade, à qui on avait tiré de la vessie un gros calcul « entièrement composé de phosphates, et dont l'estomac ne « pouvait supporter des acides plus puissans, prit de l'eau

---

(1) Cette opinion fut admise par un grand nombre de savans : Priestley, Percival, Saunders. Falconer a publié un ouvrage en anglais ayant pour titre *Relation sur l'efficacité de l'eau méphitique alcaline pour dissoudre les calculs. Londres*, 1792.

« chargée d'acide carbonique, et son estomac s'en trouva très « bien : on vit par l'examen de ses urines qu'il ne rendait plus « de phosphates qu'à l'état de dissolution; lorsqu'il avait cessé « l'usage de l'eau chargée de cet acide, les phosphates se pré- « sentaient sous la forme d'un sable blanc. »

Le résultat de cette expérience pourrait servir à expliquer comment les calculs de phosphates peuvent se dilater et diminuer de volume, lorsqu'on les expose à l'action des eaux de Vichy, qui contiennent une très grande quantité d'acide carbonique.

Un fait publié par le docteur Marcet indique le parti que l'on peut encore tirer de l'emploi des acides. Voici ce fait : un malade vint de Birmingham à Londres consulter MM. Astley Cooper, Baillie et Freemann, sur une vive irritation qu'il éprouvait dans la vessie et dans l'urètre, irritation qui était accompagnée de fréquentes envies d'uriner, et d'évacuations copieuses d'un sable blanc mêlé de particules cristallines éclatantes, et la quantité s'élevait de 8 à 10 grains (de 40 à 50 centigrammes) chaque fois qu'il urinait. Il fut mis à l'usage de l'acide hydro-chlorique, à la dose de cinq gouttes d'acide concentré convenablement étendu, prenant une semblable préparation trois ou quatre fois par jour. Au bout de peu de jours, il y eut des relâches dans les symptômes, et l'urine commença à laisser déposer de l'acide urique, sous la forme d'un sédiment rouge. Ce traitement fut continué pendant l'espace d'environ deux mois, et dans cet intervalle de temps, il n'y eut d'autre évacuation calculaire que celle d'un peu d'acide urique de temps à autre.

Aujourd'hui, disait M. Freemann, en communiquant ce fait à M. Marcet qui publiait son ouvrage, *Essai sur les affections calculaires*, la santé du malade est considérablement améliorée, et son urine ne présente plus de dépôt calculeux.

M. Marcet, ajoute qu'il lui serait facile de relater plusieurs exemples de ce genre.

Un fait analogue est arrivé à notre connaissance : un malade qui est traité par un médecin, M. R., et qui rendait d'assez grandes quantités de phosphate de chaux, a été mis à l'usage d'une limonade nitrique, puis à celui d'une limonade préparée avec l'acide phosphorique. Ce malade, dont nous avons examiné le résidu des urines, a rendu depuis cette médication du phosphate de chaux mêlé d'acide urique et de l'acide urique. Ce malade, qui déjà éprouve du soulagement, rendait constamment des urines alcalines, et malgré son traitement, jusqu'ici on n'est pas encore parvenu à maintenir, avec les doses d'acide employées (1), l'urine à l'état acide : cette urine est acide de jour; mais dans la nuit, elle passe de nouveau à l'état alcalin.

Les acides convenablement étendus pourraient dans certains cas être employés en injection dans la vessie, et à l'aide de la sonde à double courant; nous en trouvons la preuve dans une expérience faite par M. Magendie sur un Anglais qui avait réclamé ses conseils.

Voici l'observation communiquée par ce savant praticien à M. Leroi d'Etiole, qui a écrit, avec une bonne foi qu'on doit signaler, les divers procédés employés pour guérir de la pierre, sans employer la taille.

Un Anglais, âgé de quarante-cinq ans, paraissait avoir des calculs dans les reins, et sa vessie contenait une pierre adhérente ; il y avait en outre une incontinence d'urine, et lorsque le malade rendait de ce liquide, il entraînait une grande quantité de matière purulente. On fit d'abord passer dans la vessie, pendant six semaines, une demi-heure chaque jour, un courant d'eau mucilagineuse très chaude; puis après ce temps, on fit arriver dans cet organe de l'eau acidulée à l'aide

(1) L'acide phosphorique est donné à la dose de 1/2 gros dans une pinte de liquide.

de l'acide sulfurique environ 12 ou 15 litres chaque fois; l'injection de ce liquide donna lieu à l'issue d'une assez grande quantité de détritus, et bientôt la douleur fut calmée; l'incontinence d'urine et la suppuration de la vessie cessèrent. Pour rendre la guérison plus prompte, M. Magendie, de concert avec M. Amussat, introduisit dans la vessie, au moyen d'une canule, de petites rapes qu'il passait et repassait sur le calcul fixé dans le lieu qu'il occupait. Par ce moyen, on détachait chaque jour quelque portion de la pierre, qu'entraînait ensuite la double sonde. Le malade était dans cet état, lorsque ses affaires le rappelèrent dans sa patrie.

L'introduction dans la vessie, sans qu'il y ait eu d'accident, d'un liquide chargé d'acide sulfurique, est un fait de la plus haute importance ; il doit être signalé et il peut faire présumer que l'opération faite par M. Magendie peut être répétée dans d'autres cas. Ce fait démontre que dans différentes circonstances les calculs d'oxalate de chaux qui résistent à l'action des alcalis et des carbonates alcalins, pourraient, c'est notre opinion, être attaqués par des solutions acides, introduites dans la vessie à l'aide de la sonde à double courant; ces solutions dissoudraient successivement une portion de ces calculs, qui en général sont assez rares en France, si nous en jugeons d'après ce que nous avons été à même d'observer jusqu'ici.

Fourcroy et Vauquelin avaient conseillé l'usage des acides et des alcalis. Fourcroy s'exprime ainsi en parlant de l'emploi des acides : (1)

L'acide nitrique ou l'acide muriatique (*acide chlorhydrique*), assez affaiblis pour imiter une simple limonade et pour n'être guère plus âcres que l'urine elle-même, ramollissent et dissolvent très vite les calculs de phosphate calcaire et de phosphate ammoniaco-magnésien. Ces matières natives, en

(1) Système des connaissances chimiques, t. x, p. 251.

fragmens ou en couches calculeuses suspendues à l'aide d'un crin ou d'un fil dans les liqueurs acides indiquées (l'eau aiguisée avec les acides nitrique ou hydrochlorique), se fondent, deviennent plus légères, surnagent et ne laissent bientôt à leur place que quelques flocons transparens, semblables aux lamelles d'un tissu muqueux qui viennent nager à la surface de la liqueur.

Quant aux calculs d'oxalate de chaux (les calculs muraux) ils sont plus difficiles à dissoudre par des réactifs faibles; ils se ramollissent cependant et se fondent même presque tout entiers dans l'acide nitrique affaibli, à l'exception d'une matière animale, spongieuse, brunâtre. Ils demandent cependant beaucoup plus de temps que les phosphates pour être dissous. (1)

Fourcroy avait dit que l'on pouvait injecter de ces liquides dans la vessie d'un calculeux, et qu'ils pouvaient réagir sur les calculs et en opérer la dissolution; mais il avait dit aussi que, parmi les difficultés qui se présentent dans l'emploi des dissolvans, une des plus grandes consistait dans la nécessité de rendre l'action du dissolvant nulle sur la vessie, tout en la faisant servir à la dissolution du calcul. Le résultat de l'expérience faite par M. Magendie est ici encore d'une grande importance.

Fourcroy craignait en outre l'annihilation du réactif employé par son mélange avec les urines; on n'a pas à craindre cet inconvénient lorsqu'on se servira de la sonde à double courant.

---

(1) Les résultats des expériences faites par Fourcroy et par Vauquelin, expériences que nous avons répétées, ont été le sujet pour nous de quelques observations que nous ferons connaître après avoir fait encore de nouvelles expériences qui n'ont été retardées que parce que les calculs dont nous avions besoin nous ont manqué.

§ IX. *De l'action de la potasse et de la soude pure.*

La potasse et la soude pures, dissoutes dans l'eau, ont été conseillées comme lithontriptiques; et Fourcroy et Vauquelin, qui se sont occupés d'un travail sur les calculs, travail qui a fait époque dans la science, disent :

1° Que la lessive de potasse ou de soude pure, étendue d'eau jusqu'au point de pouvoir être facilement supportée dans la bouche, et même d'être avalée, ramollit, fond et dissout en quelques jours l'acide urique natif, les petits calculs et même les fragmens des gros calculs qu'on y tient plongés et suspendus à l'aide de fils. On voit bientôt ces calculs diminuer de volume, tenir lâche le nœud du fil, le quitter même, blanchissant quelquefois à leur surface.

2° Que les calculs d'urate d'ammoniaque présentent les mêmes phénomènes.

La soude caustique, *la lessive des savonniers*, a été aussi employée contre l'affection calculeuse, et c'est cette préparation qui faisait la base d'un remède jadis mis en usage, et qui était désigné sous le nom de *remède lithontriptique de Jurin et de Chitticks*, remède sur lequel Jurin a publié plusieurs observations à la suite du *Traité de Rutty* sur le remède anglais de Stephens. Cette liqueur a été aussi le sujet d'observations faites par Cheselden, par Baylies et par E. Hales. Ce dernier a fait voir que cette lessive, lorsqu'elle était desséchée, perdait de son activité.

Brande, dans ses *Observations sur les effets de la magnésie pour s'opposer à la force active de l'acide urique*, a aussi fait connaître quelques essais tentés avec la soude. Ces essais sont les suivans.

Premier essai.

On fit prendre à jeun à un malade, à neuf heures du matin, 2 dragmes, poids anglais, de sous-carbonate de soude dissous dans 3 onces d'eau, et immédiatement après une grande tasse de thé chaud. Au bout de six minutes, le malade rendit environ 1 once d'urine, 6 onces de plus au bout de vingt minutes, enfin deux heures après, une pareille quantité.

La première portion des urines rendues devint trouble au bout de dix minutes, et elle laissa déposer beaucoup de phosphate par suite de l'action de l'alcali sur l'urine; elle rappela la couleur bleue du papier de tournesol qui avait été rougie par le vinaigre. L'alcali, dit l'auteur, n'était donc pas en quantité suffisante pour combiner l'acide et entraîner les phosphates; néanmoins il était en excès et l'urine était alcaline.

L'urine rendue après vingt minutes présenta aussi un nuage de phosphate; mais la transparence de celle qui avait été rendue deux heures après ne fut point troublée.

Ainsi l'effet de l'alcali sur l'urine fut porté à son maximum, probablement en moins d'un quart d'heure après qu'il eut été reçu dans l'estomac, et il avait passé en entier en moins de deux heures.

Deuxième essai.

2 dragmes, poids anglais, de soude ont été dissous dans 8 onces d'eau fortement chargée d'acide carbonique, puis donnés, comme dans l'expérience précédente, à une personne qui se prêtait aux essais. L'urine fut rendue à-peu-près dans le même espace de temps.

La séparation des phosphates fut plus lente et moins sensible. Il y eut, deux heures après, un léger dépôt composé principalement de phosphate de chaux; la surface se couvrit d'une pellicule formée d'un sel triple de phosphate d'ammoniaque; ce qui eut lieu par le dégagement d'acide carbonique qui retenait auparavant ce sel en dissolution, phénomène qui n'est pas extraordinaire même dans les urines des personnes à l'état de santé.

Dans le cas particulier dont il s'agit, il paraît prouvé que l'acide carbonique passe de l'estomac dans les reins; car lorsqu'on a pris des alcalis, dans un eau très chargée de cet acide, la pellicule est uniformément produite, et aussi plus sensible et en plus grande abondance que dans toute autre circonstance.

Les mêmes expériences, faites en substituant à la soude de la potasse, ont donné des résultats aussi semblables que ceux que l'on pouvait espérer dans des recherches de cette nature.

D'autres expériences sur la potasse et sur la soude ont été faites par des praticiens; mais il y a la plus grande difficulté à savoir si c'est bien réellement la soude et la potasse privées d'acide carbonique qu'on a employées, ou bien si ce sont les carbonates ou les sous-carbonates; les synonymies ayant tellement changé et étant si peu distinctes pour les personnes qui ne sont pas positivement chimistes, qu'il est difficile de rapporter exactement les expériences aux substances employées. On trouve cependant dans les ouvrages scientifiques un fait qui démontre l'utilité de la soude contre la gravelle. (1)

Dans la séance de la société des Annales de chimie, le 19 octobre 1807, Parmentier montra à Fourcroy des graviers rendus par un de ses amis qui souffrait beaucoup et qui était fort inquiet des suites de sa maladie; Fourcroy remit, séance tenante, la note suivante, écrite devant les membres composant la Société des Annales.

---

(1) Fourcroy dit dans son *Système des connaissances chimiques*, t. v, p. 546: des expériences faites à Paris et à Dijon ont déjà prouvé qu'après plusieurs jours de l'usage intérieur de l'alcali, l'urine devient alcaline; je ne puis refuser ma confiance en ce moyen, soit pour fondre les graviers des reins, guérir la gravelle et empêcher l'augmentation des calculs d'acide urique.

J'ai vu réussir dans la gravelle l'usage de l'alcali pur. Voici comme on l'emploie : on met quelques gouttes de lessive de soude bien caustique dans une chopine d'eau de graine de lin très légère. On boit cette solution dans la matinée ; on continue cette boisson en augmentant peu-à-peu la dose d'alcali pendant plusieurs mois, et jusqu'à ce que l'on cesse de rendre des graviers.

On essaie pendant l'usage l'urine de celui qui prend le remède ; elle rougit d'abord les couleurs bleues (la couleur de papier de violette, par exemple), *et elle finit par les verdir. Ce changement est une preuve de l'action du remède.* FOURCROY.

Guyton Morveau, ayant été curieux de connaître le résultat de ce traitement, pria Parmentier de lui en donner connaissance : dix mois après, Parmentier adressa à Guyton la note suivante écrite de la main du malade :

J'ai fait usage pendant trois mois environ de la solution conseillée par M. Fourcroy; je n'ai pas passé à-peu-près dix gouttes, autant qu'il est possible de les compter pour un fluide huileux ; je m'en suis fort bien trouvé.

Marcet, qui pensait que les alcalis ne pouvaient exercer que peu d'action sur les gros calculs urinaires déjà existans, lorsque ces alcalis étaient pris par les premières voies, dit qu'il est prouvé que, dans un grand nombre de cas, on peut s'en s..vir pour réprimer la diathèse prédominante : il cite cependant un fait que nous devons rapporter ici, et qui constate qu'un calculeux a été soulagé par les alcalis.

Un homme *d'un âge moyen*, qui s'occupait de littérature et qui était connu pour sa fermeté d'esprit, sa rectitude de jugement, fut attaqué de symptômes de calculs dans les reins, qui étaient accompagnés de paroxismes fréquens et aigus qui se terminaient généralement par l'évacuation de fragmens de calculs formés d'acide urique. Ce malade (dont le fils était médecin) continua pendant vingt ans à être dans un état de souffrance presque continuel et qui s'augmentait ;

il faisait usage de divers remèdes, spécialemeut d'eau de chaux et de savon, avec une grande persévérance, en éprouvant quelquefois du bien, mais sans avantage permanent; à la fin il fit un usage journalier, sur le conseil que lui en donna son fils, d'une lessive alcaline à dose assez considérable. Le soulagement que ce remède lui procura fut si grand et si manifeste, qu'il en continua l'usage pendant dix ans; et au bout de ce temps étant mort dans un âge très avancé par suite d'une complication d'infirmités, l'affection calculeuse n'avait pas cessé d'être sensiblement mitigée pendant les dernières années de sa vie.

Marcet était en possession d'un journal tenu par le malade jour par jour pendant trente ans. Ce journal, écrit avec un soin et une exactitude remarquables, contenait cette observation importaute écrite de la main de l'auteur.

Ayant ainsi continué une relation exacte de faits pendant dix années de l'usage de la lessive jusqu'à ce jour, je n'en tirerai d'autres conséquences si non de donner à d'autres, d'après ma propre expérience, l'assurance que l'emploi de ce remède peut être continué avec sûreté lorsqu'on le prend régulièrement, et dans tous les cas ordinaires, avec le plus grand espoir de succès.

Marcet, qui était possesseur des nombreux calculs que ce malade avait rendus à diverses époques, fait observer que ceux qu'il avait évacués après l'usage de la lessive, quoique encore formés d'acide urique, étaient dans quelques cas recouverts d'une couche blanchâtre contenant quelques petites portions de phosphate de chaux; quelques-uns de ces calculs avaient leurs angles arrondis et leurs bords émoussés d'une manière qu'il serait difficile d'expliquer autrement que par l'effet long-temps prolongé du remède alcalin.

L'autopsie du sujet fit reconnaître qu'il y avait dans les reins et dans la vessie des calculs très gros; quelques-uns d'entre eux avaient leur surface modifiée par le remède alcalin, et de la même manière que dans les fragmens qui avaient été rendus; la texture des couches extérieures des calculs contenus dans la vessie était devenu si lâche, qu'il paraissait évident qu'il s'en était détaché des écailles par un procédé d'exfoliation: il eût été à desirer, pour compléter cette observation, de connaître à quelle quantité le malade prenait le remède alcalin, et si les urines pouvaient être facilement maintenues à l'état d'alcalinité.

On trouve dans le formulaire de Cadet de Gassicourt la formule de la lessive lithontriptique de Saunders, ainsi tracée :

Potasse du commerce calcinée,	8 onces.
Écailles d'huîtres calcinées,	1 liv. 8 onces.
Eau bouillante,	8 liv. et dem.

Après avoir fait bouillir, on laisse en repos pendant vingt-quatre heures et on filtre. Cette liqueur filtrée se donne à la dose de trois gros par jour en trois fois, dans une infusion de graine de lin à laquelle on ajoute 15 grains de magnésie calcinée.

La potasse entre encore dans le savon de Starkey, qui a été donné à la dose de 12 grains contre la gravelle, les ulcères et catarrhes des reins et de la vessie.

§ X. *De l'action du carbonate de potasse sur la gravelle et sur les calculs de la vessie.*

Le sous-carbonate de potasse a été employé comme lithontriptique par un assez grand nombre de praticiens (1) et

(1) Déjà le sous-carbonate de potasse avait été signalé comme lithontriptique, non pas sous le nom de carbonate, mais sous le nom de *cendre de scorpions* par Avicenne, *liv.* 3, *fen.* 18, *tract.* 2 *cap.* 19. Ce savant

notamment par Mascagny, qui a, avec succès, employé ce sel sur lui-même. Voici ce qu'il rapporte dans le recueil de la Société Italienne pour 1804, t. XI.

« Dans les années qui précédèrent 1799, dit Mascagny, j'étais sujet à des douleurs qui se faisaient ressentir dans la région des lombes, et je rendais de temps en temps des graviers ou petits calculs qui étaient jaune d'ocre ou couleur de brique. Sachant qu'on avait fait usage avec succès de l'eau gazeuse alcaline, *alcalina mofetica* (Mascagny entendait par là l'eau de Seltz naturelle ou artificielle, contenant par bouteille 11 ou 12 grains de carbonate de soude), j'en pris plusieurs fois et je m'en trouvai bien.

« Pensant ensuite que j'obtiendrais de plus grands effets de l'emploi du carbonate de potasse, j'exposai, en octobre 1798, une solution concentrée de potasse, à l'acide, qui se dégage pendant la fermentation du moût de raisin, et je fis ainsi provision de carbonate de potasse bien saturé (*de bi-carbonate de potasse*) pour m'en servir au besoin.

« Dans les mois d'août et de septembre 1799, ayant été forcé de mener une vie sédentaire, je fus cruellement atteint de douleurs dans les reins, et je rendis une quantité considérable de graviers dont quelques-uns, à raison de leur poids, pourraient être considérés comme de vrais calculs : ils étaient rougeâtres et cristallisés ; ils se déposaient au fond du vase toutes les fois que je rendais de l'urine ; on en distinguait les faces brillantes à travers le liquide qui était un peu chargé, et néanmoins transparent. J'étais aussi sujet à une sura-

---

indiquait l'emploi contre la pierre : 1° des cendres de scorpions desséchés dans le four, ensuite pilés et exposés au soleil dans un vase de bronze ; 2° des cendres de vers qui devaient être calcinés sur une cuiller de fer, puis passées au tamis ; ces deux préparations étaient ensuite mises dans de l'eau de fèves.

bondance d'acide dans l'estomac, qui se faisait sentir à la bouche.

« J'examinai mes urines, et j'y trouvai un acide libre, qui se manifestait en faisant passer au rouge vif le papier coloré par le tournesol, ce qui me fit penser que mes graviers pourraient être formés par l'acide lithique (*d'acide urique*), qui se trouvait en excès dans mes urines. Ces graviers bien lavés et séchés sur du papier sans colle, puis trempés dans l'eau et placés sur le papier coloré par le tournesol, le teignirent également en rouge. Soumis à l'action de l'eau distillée, il y eut dissolution dans les proportions connues pour l'acide lithique. Traités enfin de toute autre manière, ils donnèrent les signes les plus caractérisés, indiquant la présence de l'acide lithique, et seulement la présence de cet acide.

« M'étant assuré de la nature de cet acide, je résolus de faire usage du carbonate de potasse, et d'observer ce qui se passerait : j'en pris, le premier jour, un drachme, moitié le matin à jeun, l'autre moitié le soir, dînant à une heure après midi. Ce sel, dissous dans dix onces d'eau, fournissait un liquide qui avait très peu de saveur; il ne me causa pas la moindre altération dans l'estomac, ni dans les intestins; mais dès que la dissolution fut introduite dans l'estomac, elle occasiona un dégagement d'acide carbonique, qui se fit ressentir à la bouche en arrivant par l'œsophage; il en passa ensuite une partie par l'anus. Nous regardâmes cette manière d'agir comme une preuve de la combinaison de la potasse avec un autre acide, qui avait chassé l'acide carbonique.

« Le deuxième jour, je portai la dose du sel à deux drachmes; le troisième, à trois drachmes (1), et je continuai ainsi

---

(1) Le drachme, qui s'écrit aussi dragme, est la huitième partie de l'once, mais le drachme de Florence ne donne que 63,36 grains de France, l'once ne donne que 507,87 grains au lieu de 576 grains que

pendant l'espace de dix jours, en faisant dissoudre le sel dans vingt onces d'eau. (1)

« J'avais remarqué, comme je l'ai dit, que mes urines faisaient passer au rouge vif, le papier teint par le tournesol; je soumis à la même épreuve celles que je rendis, et je m'aperçus, dès que je commençai à faire usage de la dissolution saline, qu'il y avait diminution dans le changement qu'éprouvait le papier, et que la couleur rouge avait moins d'intensité; le second jour, le papier n'éprouva qu'un très léger changement; il n'y en eut aucun le troisième, preuve que l'acide avait été saturé. Les douleurs diminuèrent aussi le troisième jour, et je ne rendis plus de gravier avec les urines. Dans la suite, les douleurs cessèrent entièrement, les urines devinrent moins chargées, et j'y reconnus la présence de la potasse en excès, par la couleur rouge de grenat que prit le papier teint en jaune de curcuma, ainsi que par d'autres substances, qui, saturées par la potasse, forment des sels neutres.

« Je cessai alors l'usage du carbonate de potasse, et je fus quelques mois sans rendre de gravier. Ayant depuis été repris par cette maladie, j'eus recours au même remède, et j'en obtins des effets semblables à ceux que j'ai décrits. J'ai répété cette expérience médico-chimique, toutes les fois que j'ai ressenti la même incommodité, et toujours avec succès. Il y a présentement deux ans que je ne rends plus de gravier, quoique je ne prenne plus de carbonate de potasse.

« Ces expériences prouvent évidemment que la potasse s'introduit, dans les voies urinaires, qu'elle sature l'acide lithi-

---

fournit l'once française; l'once de Florence équivaut à 27 grammes et le drachme à 33 décigrammes.

(1) On voit que Mascagny avait pris dans l'espace de dix jours 99 grammes de bi-carbonate de potasse, à-peu-près trois onces.

que, et qu'en formant avec lui un sel neutre plus soluble, elle s'oppose à la production des concrétions qui constituent les graviers de l'espèce de ceux que j'ai décrits. Il peut s'en trouver d'une autre nature, l'examen que l'on en fera indiquera s'il convient d'employer le même traitement. »

Le docteur Stiprian Luiscius, de Leyde, qui paraissait ne pas connaître le travail publié par Mascagny, a fait d'heureuses applications des travaux que Fourcroy et Vauquelin avaient faits sur les calculs.

Le carbonate de potasse, dit Luiscius, est utile contre les affections calculeuses, lorsque l'urine pèche par un excès d'acide urique ou d'acide phosphorique, ou par un excès de ces deux acides en même temps; alors la potasse s'empare de ces acides en laissant échapper l'acide carbonique et l'ammoniaque. Le même moyen convient également, lorsqu'il y a excès d'urate ammoniacal, ce qu'on reconnaît en versant une lessive alcaline dans les urines, ou sur les calculs, d'où il se dégage une forte odeur ammoniacale : les calculs doivent alors se dissoudre entièrement.

Quand il y a excès de phosphate de chaux, le carbonate de potasse ne peut l'attaquer; il faut alors avoir recours aux acides : les calculs qui en sont formés noircissent au feu, et n'y perdent, avec l'eau de cristallisation, qu'un peu de matière animale, en répandant une odeur de corne brûlée.

Le carbonate de potasse n'agit pas non plus sur les calculs produits par la combinaison de l'acide phosphorique avec ammoniaque ou la magnésie.

Il a plus d'action sur les calculs urinaires composés d'oxalate de chaux, semblables à des mûres par leur inégalité, et qui sont d'un tissu serré qui les rend susceptibles de prendre un poli semblable à celui de l'ivoire. (1)

(1) Les expériences que nous avons faites à Vichy ne nous ont pas

Luiscius ajoute que la potasse opère plus ou moins complètement la dissolution de la matière animale, et qu'elle s'oppose par là aux accidens qui sont dus à la gravelle muqueuse qui provient de l'irritation que cause l'acide urique sur les papilles ou mamelons des reins.

Cet auteur fait en outre remarquer que le carbonate de potasse, lorsqu'on en continue l'usage, commence par enlever aux urines leur excès d'acide, qu'ensuite il les rend alcalines, et qu'enfin il opère la dissolution des calculs. Il conseille de faire en même temps des injections dans la vessie avec une légère dissolution du même médicament, et il établit que, lorsque les calculs urinaires résistent à l'usage du carbonate de potasse, c'est qu'ils sont formés de phosphate de chaux qui, étant inattaquable par ce moyen, doit être combattu comme l'indique Fourcroy, par des injections d'acide nitrique ou d'acide hydrochlorique suffisamment affaibli.

Guyton Morveau, qui a rendu compte du travail de Luiscius, n'a pas adopté l'opinion émise par ce praticien, *que la potasse opère plus ou moins complètement la dissolution de la matière animale, et que par là, elle s'oppose aux accidens de la gravelle muqueuse*. Nous pensons, d'après les expériences que nous avons faites, que les eaux de Vichy agissent sur les calculs de phosphates en enlevant à ces calculs la matière animale qu'ils contiennent et qui leur donne une cohésion, qu'ils cessent d'avoir lorsque cette matière est enlevée; alors ces calculs se disgrègent. Ce qui tend à démontrer que cette assertion est vraie, c'est que les calculs de

---

fourni des résultats semblables à ceux obtenus par Luiscius. Nous avons vu que ces eaux attaquaient et disgrégeaient les calculs de phosphate, et jusqu'à présent nous n'avons pas vu que les calculs d'oxalate fussent attaqués; de nouvelles expériences sont tentées en ce moment par M. le docteur Petit, nous les ferons connaître.

phosphate qui ont séjourné dans l'eau de Vichy deviennent friables, de durs qu'ils étaient auparavant. (1)

D'autres praticiens ont aussi administré le carbonate de potasse contre la gravelle. Nathanaël Hulme, membre du Collège royal de médecine de Londres, et médecin de la maison des Chartreux, a fait connaître l'observation d'un vieillard de soixante-treize ans qui fut guéri de la pierre par l'usage intérieur du sous-carbonate de potasse.

Ce malade, qui ressentait de vives douleurs et qui avait essayé un grand nombre de remèdes sans succès, desirait qu'on lui fît l'opération qu'il regardait comme la dernière ressource.

Hulme lui fit prendre, quatre fois par jour, 15 grains de *sel alcali fixe de tartre* (de sous-carbonate de potasse), dissous dans 3 onces d'eau ordinaire. Peu de jours après, l'urine du malade chariait des fragmens de calcul et un corps muqueux (1) blanchâtre, semblable à une eau saturée de craie; les *faisceaux* pierreux qui hérissaient cette matière blanchâtre décelaient son origine, et la faisaient reconnaître pour avoir appartenu à un calcul qui s'était ramolli et divisé.

De jour en jour le malade rendait une plus grande quantité de pierres et de corps crétacés.

Le malade, par le traitement que nous venons de décrire, rendit ainsi dans l'espace d'un mois une quantité considérable de débris pierreux de toutes grandeurs; les uns n'avaient que

---

(1) Nous avons de ces calculs qu'il faut toucher avec la plus grande précaution pour ne pas les briser.

(2) Il est convenable de dire qu'Hulme en faisant prendre le bi-carbonate de potasse à son malade, avait l'intention de lui administrer de l'acide carbonique, qui selon ce praticien jouit de la propriété de dissoudre la pierre.

l'épaisseur d'une lame très mince, d'autres avaient un volume plus considérable; mais ce qu'ils avaient de commun c'est qu'ils présentaient tous: 1° un côté convexe et lisse; 2° un côté opposé concave et raboteux, d'où il était aisé de conclure qu'ils étaient les débris d'une grosse pierre. Au bout d'un mois, le malade était radicalement guéri. *Observations sur la Physique, sur l'Histoire naturelle et sur les Arts*, t. x, p. 16; 1777.

C. Blanc l'associait à l'opium, et l'administrait à la dose de 1 à 2 gros en dissolution soit dans l'eau, soit dans l'eau de chaux. M. Magendie, qui a étudié avec un soin particulier l'influence du régime sur la formation de la gravelle, et qui a publié un excellent ouvrage sur ce sujet (*le Traité de la Gravelle*), rapporte des observations qui constatent les succès qu'il a obtenus de l'emploi du carbonate de potasse: 1° sur un ecclésiastique, 2° sur un malade âgé de soixante-dix ans. M. Magendie, en rappelant ces observations, après avoir parlé du régime, dit qu'il est bien rare que l'on obtienne du malade qu'il se soumette rigoureusement à ce genre de vie, à moins que la douleur ne vienne au milieu même des jouissances de la table, lui rappeler ses résolutions chancelantes.

M. Magendie dit aussi qu'il a donné à plusieurs malades atteints d'affections calculeuses, et avec des résultats également satisfaisans, le bi-carbonate de potasse, non comme auxiliaire, mais comme moyen principal, en le faisant prendre à la dose d'un-demi gros pendant les huit premiers jours dans 10 onces d'eau, puis à celle de 1 gros dans 20 onces d'eau, enfin à celle de 2 gros, également matin et soir, et dans une égale quantité d'eau.

M. Itard, dans la séance du 11 juillet 1825, a fait connaître qu'il avait guéri un calculeux par le bi-carbonate de potasse, donné à la dose indiquée par Mascagny. Il dit en même temps que dans d'autres cas il a employé ce sel sans succès.

On trouve dans divers formulaires, des médicamens préparés avec le carbonate de potasse, qui sont indiqués comme lithontriptiques. Ces médicamens sont les suivans :

Solution lithontriptique de la pharmacopée hollandaise.

Sous-carbonate de potasse, 19 gros et 12 grains.
Eau simple, 15 onces.

On en prend 1 à 2 scrupules trois fois par jour. Augustin (Frédéric-Louis) prescrit de boire par jour une solution de 3 gros de sous-carbonate de potasse dans 2 livres d'eau.

Tisane alcaline de Mascagny (Sainte-Marie). Nouveau Formulaire pharmaceutique, Paris et Lyon, 1820, 1 vol. in-8.

Sous-carbonate de potasse, 2 gros.
Eau commune, 2 livres.

A prendre dans les vingt-quatre heures, par petites cuillerées, édulcorées chacune avec une cuillerée à café de sirop de gomme arabique, de guimauve ou de mou de veau. Cette tisane, recommandée dans la pneumonie chronique, a été employée avec succès, à ce que nous a dit un médecin anglais, contre la gravelle.

Potion lithontriptique, Ellis (Benjamin); *The medical Formulary*, Philadelphie, 1826.

Sous-carbonate de potasse, 2 gros.
Eau de chaux, 2 pintes.

Un verre, de deux heures en deux heures, dans du lait.

Eau méphitique alcaline.

Cette eau, dont nous avons parlé dans ce paragraphe, se préparait en faisant dissoudre dans l'eau du sous-carbonate de potasse, et en faisant passer dans cette dissolution de l'acide carbonique. De nombreuses formules pour cette préparation sont consignées dans la *Pharmacopée universelle de Jourdan*, p. 328 et suivantes.

Potion lithontriptique, Formulaire d'Ellis, déjà cité.

Carbonate neutre de potasse,	10 à 12 grains.
Eau de Seltz	6 onces.

A boire, trois à quatre fois par jour.

§ XI. *De l'action du bi-carbonate de soude sur les calculs de la vessie.*

Les carbonates de soude ont été employés contre les calculs de la vessie; l'un des carbonates, *le sous-carbonate*, entre dans la composition de *l'eau anti-néphrétique*, des *bols lithontriptiques;* Brande, qui a fait des essais sur ce sel, a vu qu'il rendait l'urine alcaline en quelques minutes, le bi-carbonate entre dans la préparation des pastilles de D'Arcet, les *pastilles de Vichy*, dans un chocolat et dans divers autres médicamens. (1)

Plusieurs observations démontrent l'action de ce bi-carbonate sur les calculs de la vessie et la dissolution de ces calculs à l'aide de ce produit.

La première de ces observations, est due à M. Robiquet, qui la communiqua à l'Académie royale de Médecine, le 31 janvier 1836. (2)

Jean-Baptiste Manquerès, âgé de soixante-quatorze ans, ancien commerçant, actuellement retiré et demeurant rue des

(1) On trouve dans la pharmacopée batave, édition de 1809, la formule d'une eau alcaline gazeuse, employée contre les calculs (Lodibert).

(2) M. Robiquet dit qu'il a employé le bi-carbonate de soude par suite des observations qui lui avaient été communiquées par M. D'Arcet lors de son séjour à Vichy. *V. le Journal de pharmacie*, t. XII, 1826.

Vieilles-Étuves n° 11, fut atteint, en février 1825, de douleurs assez vives dans la verge et d'une légère difficulté d'uriner : les douleurs s'accrurent successivement et devinrent souvent intolérables; le malade ne parvenait à uriner qu'en se courbant beaucoup et après avoir dérangé, par quelques mouvemens oscillatoires, la pierre qui, par sa situation, avait une tendance à s'engager dans le col de la vessie; l'émission de l'urine était le plus souvent précédée d'un jet de sang : le malade ne marchait qu'avec une peine extrême et souvent il lui était impossible de monter en voiture.

M. Manquerès voyant son état s'aggraver de plus en plus, témoigna le desir de se faire opérer, et son médecin, M. Favrot, pour acquérir plus de certitude sur l'existence de la pierre, l'engagea à consulter M. Marjolin et à se faire sonder. Cet habile opérateur, après avoir exploré la vessie du malade, écrivit à M. Favrot qu'il avait reconnu l'existence de la pierre, qu'il estimait qu'elle était petite et assez molle, et qu'il la croyait susceptible d'être extraite par la méthode de M. Civiale. Ce fut à cette époque, à la fin de juillet 1825, que M. Manquerès fut adressé à M. Robiquet, et que, d'un commun accord avec M. le docteur Favrot, ce savant chimiste fit commencer à M. Manquerès un traitement qui consistait à boire chaque jour deux litres d'une solution de bicarbonate de soude, contenant 5 grammes (90 grains) de ce sel par litre d'eau, lui conseillant en outre de prendre fréquemment des bains de siège et des lavemens émolliens.

M. Manquerès continua le même régime alimentaire qu'il suivait auparavant et qui ne consistait qu'à éviter les substances trop excitantes; et comme il répugnait à s'abstenir de vin, on l'engagea à substituer le vin blanc au vin rouge et à le tremper le plus possible.

Au bout de peu de jours, le malade éprouva un mieux très sensible : les urines, devenues plus abondantes déterminaient moins d'irritation à la vessie, et leur émission était rarement précédée de douleurs. Après quinze jours de traitement on supprima les bains de siége et les lavemens; au bout d'un mois, le malade, se regardant comme complètement guéri, voulait tout abandonner; et ce ne fut qu'avec assez de peine qu'on put le décider à boire au moins un litre de solution par jour. Le 1er novembre, trois mois après le commencement de son traitement, M. Manquerès ressentit des douleurs assez vives dans l'urètre; il en sortit un peu de sang, et il rendit en urinant un petit calcul de la forme et de la grosseur d'une lentille. On reconnut que ce calcul était entièrement formé d'acide urique; les couches successives et toujours croissantes qu'on distinguait bien nettement depuis le point le plus culminant jusque vers les bords, démontraient que c'était le noyau d'une pierre plus volumineuse qui avait été usée par dissolution; il était donc très probable que la vessie se trouvait entièrement libérée. Cependant pour s'en assurer le malade fut envoyé vers M. Marjolin, afin qu'il fût sondé de nouveau; mais M. Marjolin s'y refusa, en observant qu'il devenait inutile de le tourmenter puisqu'il ne souffrait plus, et il lui dit qu'il n'avait rien de mieux à faire que de continuer encore pendant quelque temps le traitement auquel on l'avait soumis.

Lors de la lecture de l'observation qui précède, M. Delens fit connaître à l'Académie qu'il avait fait administrer à un calculeux le sous-carbonate de soude, à la dose de 12 à 15 grammes par jour, et que le malade fut tellement soulagé, qu'il ne ressentit plus de douleur et fut en état d'entreprendre plusieurs voyages.

M. Boullay cita l'exemple d'un sujet calculeux dont l'état avait été amélioré par l'usage des eaux alcalines gazeuses.

Deuxième observation.

Cette observation est due à M. Loiseau, pharmacien: une

jeune fille de vingt-cinq ans, qui fut sondée par plusieurs chirurgiens et chez laquelle l'existence de la pierre fut bien reconnue, fut mise à l'usage de la solution de bi-carbonate préparée dans la proportion de 5 grammes de bi-carbonate de soude par litre d'eau. Cette médication ayant été continuée pendant trois mois et demi, la malade fut entièrement débarrassée d'un calcul qui parfois obstruait l'urètre. *Observation communiquée à MM. les rédacteurs du Journal de chimie médicale, de pharmacie et de toxicologie.*

Troisième observation.

Cette observation, due à M. Guillier, médecin à Rosny, a été communiquée à l'Académie de Médecine, dans la séance du 25 juillet 1826.

Un cultivateur âgé de soixante-deux ans, qui avait tous les symptômes de la pierre, ayant été sondé, on reconnut dans la vessie la présence de calculs.

Ce malade fut mis à l'usage de l'eau chargée de bi-carbonate de soude préparée avec bi-carbonate de soude 8 grammes, eau une pinte; au bout d'un mois de traitement, le malade rendit onze pierres bien égales et de la grosseur d'un pois; le cathétérisme, répété après l'expulsion des calculs, ne fit reconnaître aucun corps étranger dans la vessie.

D'après l'analyse faite par M. Lecomte, pharmacien à la Roche-Guyon, ces calculs sont formés d'acide urique et d'une petite quantité de matière animale. M. Miquel fit remarquer à l'Académie que l'inspection de ces calculs prouvait évidemment qu'ils ont été usés en partie.

Quatrième observation.

Cette observation, due à M. Pierre, médecin à Bourges, a été communiquée à l'Académie de Médecine dans la séance du 27 février 1827.

Une fille qui avait les symptômes de la pierre, qui souffrait beaucoup et qui avait déjà rendu plusieurs calculs de la grosseur d'une noisette, fut soumise au cathétérisme, à l'aide duquel on reconnut la présence de pierres dans la vessie. Cette fille fut mise à l'usage d'une solution de bi-carbonate de soude, à la dose de deux litres par jour.

Sous l'influence de cette boisson, la malade rendit plusieurs petits graviers et fut guérie; du moins, les douleurs cessèrent, et la sonde ne fit plus reconnaître aucun corps étranger dans la vessie.

Cinquième observation.

Cette observation a été communiquée à la Société de pharmacie de Paris, dans la séance du 15 janvier 1829, par M. Guillon, pharmacien à Lectoure (Gers).

Un calculeux, dans la vessie duquel on avait constaté la présence de la pierre, fut soumis à l'usage du bi-carbonate de soude: après l'emploi soutenu de ce sel pendant plusieurs jours, le malade rendit plusieurs calculs dont le plus gros pesait 12 grains.

Sixième observation.

Cette observation est due à M. G.... qui l'avait adressée à M. de Ferrussac.

Un homme âgé de cinquante-deux ans éprouvait depuis plusieurs mois de fréquentes envies d'uriner, avec douleurs vives dans l'urètre et au bout de la verge; on le sonde et on reconnaît l'existence de plusieurs pierres, dont on évalue le volume à celui d'une noisette; on fit prendre au malade chaque jour 8 grammes (2 gros) de bi-carbonate de soude dissous dans un litre d'eau: le huitième jour du traitement, le malade éprouve des douleurs très vives avec impossibilité d'uriner. La cause de ces accidens était un calcul arrêté dans l'urètre, calcul qui en obstruait le calibre. On repoussa à l'aide d'une sonde ce calcul dans la vessie, et on continua l'usage du bi-carbonate de soude. Au bout d'un mois, le malade, qui dès les premiers jours du traitement avait été soulagé, rendit sans éprouver de très grandes douleurs plusieurs calculs. Sondé de nouveau, on n'a plus trouvé de calculs dans la vessie.

Septième observation.

M. D....., âgé de soixante-et-un ans, mangeant habituellement beaucoup de fromage et de viande de porc, après avoir souffert pendant seize ans de coliques néphrétiques, d'abord à des intervalles éloignés, et ensuite presque tous les quinze jours, finit par éprouver tous les symptômes qui accompagnent ordinairement la présence de la pierre dans la vessie; ayant acquis la certitude de l'existence de cette affection, il se décida à subir l'opération, et il fut taillé par M. Dubois, le 30 novembre 1823. Deux calculs, dont l'un d'une très forte dimension, furent extraits, et le vingt-deuxième jour après l'opération, la plaie était cicatrisée, et le malade rendait ses urines par les voies naturelles. Un fragment de l'un des deux calculs extraits ayant été analysé par un pharmacien de Senlis, il donna les résultats suivans pour 18 grains : phosphate de chaux 2 grains, phosphate de magnésie 4 grains, urate d'ammoniaque 3 grains, acide urique 4 grains, mucus animal 3 grains, perte 2 grains.

La santé de M. D..... se rétablit d'abord parfaitement; mais soit l'influence de son régime, le fromage et la viande de porc, soit par toute autre cause, il éprouva, au bout de quelque temps, des coliques néphrétiques, et ne tarda pas à ressentir de nouveau tous les symptômes qu'il avait éprouvés avant de se faire opérer. Au mois de mars 1826, il était dans un tel état de souffrance qu'il ne pouvait presque plus quitter le lit. On fit alors part de l'état de ce malade à un habile chimiste de Paris, en le priant de voir M. Civiale et de s'entendre avec lui pour qu'il se chargeât de l'opérer par la lithotritie; mais ce chimiste, au lieu d'aller voir M. Civiale, demanda si on ne pourrait pas lui procurer quelques fragmens des calculs qui avaient été extraits par l'opération de la taille. Après avoir vérifié l'analyse faite par le pharmacien de Senlis, et s'être bien assuré de la nature de l'affection calculeuse, il n'hésita pas, sans être médecin, à proposer le traitement par le bi-carbonate de soude. Ce traitement fut commencé sous la surveillance de M. Lécosse, médecin du malade, le 15 avril 1827. On débuta par faire prendre au malade, par jour, 5 grammes de bi-carbonate de soude dissous dans une pinte d'eau pure, solution que le malade buvait à jeun et à ses repas. On augmenta graduellement la dose, de manière qu'à la fin de juin, il en prenait jusqu'à 12 grammes (3 gros) par jour, en ayant seulement le soin d'interrompre de temps en temps pendant quelques jours. Mais comme cette dose lui faisait éprouver des picotemens et de la chaleur dans l'estomac, on ne lui donna plus que 10 grammes par jour, pendant les mois de juillet et d'août. Il rendit d'abord une grande quantité de graviers qui se mêlait au fond du vase à des mucosités abondantes, d'une odeur ammoniacale, et qui filaient comme une sorte de décoction de graine de lin; au bout de quelques jours, tous ces symptômes s'améliorèrent graduellement, et son urine devint claire et citrine comme celle d'une personne en bonne santé. Le 2 avril 1828, ce malade écrivait que, depuis le commencement de son traitement par le bi-carbonate de soude, il n'avait éprouvé aucune douleur néphrétique, tandis qu'avant elles étaient très fréquentes; qu'il pouvait marcher et se livrer à ses occupations journalières, ce qui lui était impossible auparavant. De temps à autre, ajoutait-il, il passe encore du gravier et quelques petites pierres; mais j'espère qu'en continuant ce remède, je ne serai pas obligé d'en venir aux grandes opérations. Depuis on s'est assuré que le malade était entièrement rétabli, qu'il n'éprouvait aucun symptôme de la pierre, et qu'il travaillait comme si jamais il n'avait été malade. (*Extrait du mémoire publié, en* 1834, *par M. Ch. Petit*, page 45 et suiv.)

Huitième observation.

M. le comte de P........ est âgé de cinquante-cinq ans, d'une belle et bonne constitution; il a long-temps servi dans la marine, et il a pris des habitudes sédentaires.

Il a éprouvé, il y a environ vingt-trois ans, quelques indices d'une affection graveleuse. Combattue d'abord avec succès par le régime végétal et par les eaux minérales de Contrexeville, cette maladie reparut ensuite sous l'influence d'une affection morale, et continua à se montrer de temps en temps, sans que le malade, qui n'en souffrait pas, s'occupât, en aucune manière, de son traitement. Enfin, au mois de novembre 1829, comprenant la nécessité de s'occuper de sa maladie, M. P..... consulta M. le docteur Lemazurier, membre correspondant de l'Académie de Médecine.

Les graviers rendus par M. P..... étant évidemment formés d'acide urique, l'usage du bi-carbonate de soude lui fut ordonné.

Dès les premières prises du médicament, les graviers présentèrent un autre caractère, ils passèrent successivement de la couleur rouge foncée à une teinte pâle. M. Ségalas possède trois de ces graviers, les seuls qui aient été rendus depuis l'emploi du bi-carbonate de soude, il y en a deux qui semblent avoir été attaqués directement par l'agent chimique; une partie de leur surface est dépolie dans l'un, le dernier rendu; ce phénomène est extrêmement remarquable, ces altérations sembleraient avoir été produites par une *rugine* qui aurait enlevé une large zone de la couche externe.

Le malade, au bout d'un certain temps, ne rendant plus

ni gravier ni même de sable avec les urines, se crut guéri et se borna à combattre, par le régime et des boissons calmantes, l'irritation qu'il éprouvait et qu'il attribuait à un catarrhe simple de la vessie.

Au mois de mai 1834 (quatre ans et demi après), la continuation de cet état et la crainte de le voir s'aggraver déterminèrent M. de P..... à s'occuper de nouveau de sa maladie. A cette époque il fut adressé, par M. Lemazurier, à M. Ségalas, qui, après avoir reconnu dans la vessie du malade la pierre, l'opéra et détruisit une pierre de 22 lignes de diamètre.

Cette observation, extraite de l'ouvrage de M. Ségalas, *Essai sur la gravelle et sur la pierre*, 1836, fait voir le parti qu'on avait tiré de l'emploi du bi-carbonate de soude, et l'opération que subit ce malade quatre ans et demi après, son usage ne préjuge rien contre l'efficacité de ce sel; car, dans un aussi long espace de temps, un nouveau calcul a bien pu se former dans la vessie; l'exemple de ces récidives a été démontré, et on peut citer Deschamps, qui a vu deux malades, l'un qui avait été taillé six fois, l'autre, un abbé mort en 1789, qui avait été taillé quatre fois d'année en année; enfin M. Souberbielle a taillé des malades plusieurs fois, d'après M. Ségalas, ce praticien a taillé cinq fois, en trois années, un vieillard septuagénaire, savoir, deux fois par le haut appareil et une fois par l'appareil latéralisé.

On pourrait encore citer d'autres exemples de la récidive de la pierre.

Neuvième observation. (1)

M. A......, actuellement artiste, fut, à l'âge de seize ans,

---

(1) Nous tenons ces trois observations de M. Petit de Maurienne, docteur en médecine et membre du Conseil de salubrité.

atteint d'une pierre dans la vessie, qui lui causait de vives douleurs.

A..... fut mis à l'usage du bi-carbonate de soude, à la dose de 30 grammes par jour, en dissolution dans une boisson diurétique.

Au bout de quinze jours de ce traitement, les douleurs avaient cessé, la guérison fut reconnue comme complète au bout de trois mois.

Dixième observation.

Madame J........ ayant été atteinte deux fois de coliques néphrétiques qui étaient occasionées par des calculs qui s'étaient engagés dans l'urétère gauche, elle fut chaque fois débarrassée de ces coliques par l'usage du bi-carbonate de soude, à la dose de 10 grammes par jour; les graviers qui furent rendus à la suite de cette médication étaient assez gros et tous érodés.

Onzième observation.

M. D..., demeurant rue Grange-Batelière, fut atteint de coliques néphrétiques occasionées par un calcul qui s'était engagé dans l'urétère gauche.

M. D... fut mis à l'usage du bi-carbonate de soude, pris à la dose de 5 décigrammes, trois fois par jour, dans une boisson diurétique.

On faisait aussi prendre, trois fois par jour, au malade des lavemens dans lesquels on faisait entrer, pour chaque lavement, 10 grammes de bi-carbonate de soude.

Par suite de ce traitement, les douleurs diminuèrent aussitôt que les urines eurent passé de l'état acide à l'état alcalin, et la maladie fut guérie après plusieurs jours de traitement.

Nous aurions pu recueillir encore un très grand nombre d'observations sur l'emploi du bi-carbonate de soude et sur les résultats favorables qu'on a obtenus de son administration; mais nous ne rapporterons plus que la suivante, que nous tenons d'un de nos collègues, membre du conseil d'administration de la Société d'Encouragement. Chacun des membres de cette Société a pu voir l'état de souffrance dans lequel était M. Labbé, qui maintenant jouit d'une santé parfaite.

Douzième observation.

Vers la fin de 1834, M. Labbé, après quelques douleurs dans le rein droit, s'aperçut que ses urines étaient sanguinolentes. Il cherchait à se rendre compte de ce symptôme alarmant quand un petit calcul vint lui en expliquer la cause.

Les mêmes circonstances se renouvelèrent plusieurs fois sans que le malade en fût sensiblement affecté.

Cinq à six mois s'écoulèrent dans cet état, puis les douleurs devinrent tout-à-coup très vives; le malade rendit une plus grande quantité de sang; il ne pouvait retenir ses urines. Un médecin ayant été appelé, il prescrivit l'usage des bains, l'application des sangsues; mais cette méthode de médication ne procurait qu'un faible soulagement.

Les accidens étant devenus plus graves, le malade, qui marchait difficilement, qui ne pouvait plus s'asseoir, éprouvait des douleurs de reins insupportables; la digestion ne se faisait plus, les garde-robes étaient incomplètes ou nulles.

La maladie se compliqua; il survint au malade une rétention d'urine qui dura neuf jours. Bientôt il fut pris de vomissemens continuels, de crampes et de douleurs nerveuses; pendant deux mois entiers le malade ne prit aucune espèce d'alimens.

L'état du malade empirant de jour en jour, sa famille fit faire une consultation dans laquelle il fut décidé que M. Labbé ferait usage du bi-carbonate de soude, à la dose de 12 grains (6 déci-grammes) par jour dans la boisson, à celle de 12 grains dans chaque lavement, enfin à la dose de 2 onces (64 grammes) dans chaque bain.

L'administration du bi-carbonate de soude dans les doses indiquées ci-dessus n'eut, au dire du malade, presque aucune influence sur une légère amélioration qui se fit ressentir dans son état. En effet, les calculs qui descendaient dans la vessie produisaient toujours de vives douleurs, et ceux que le malade rendait étaient couverts d'aspérités.

M. Labbé ayant lu la brochure de M. D'Arcet, qui a pour titre : *Influence des eaux thermales de Vichy sur la nature de quelques sécrétions*, etc., crut entrevoir que, pour améliorer son état et obtenir une guérison, il faudrait nécessairement que ses urines fussent amenées à l'état alcalin; alors, sans en parler à qui que ce fût, il acheta un kilogramme de bi-carbonate de soude, et au lieu d'en prendre 12 grains par jour, il en prit 24 grains, 48 grains, 96 grains; enfin, n'obtenant pas le résultat qu'il attendait sur l'alcalinité des urines, il porta la dose à 192 grains, 12 gros 48 grains, 10 grammes 6 décigrammes, nouveau poids, sans éprouver la moindre incommodité. (1)

Le jour même où cette dernière dose fut prise les urines

(1) Le bi-carbonate de soude peut être pris à de hautes doses sans causer d'accidens, le fait est démontré par des expériences faites tout récemment par M. Malagutti. Ce chimiste a vu que *le sous-carbonate* de soude qui est légèrement caustique, tandis que *le bi-carbonate* ne l'est pas, a pu être administré : 1° à la dose de 30 grammes (1 once) en quatre doses de deux heures en deux heures à un chien barbet de petite taille sans que cet animal en fût incommodé; 2° que donné à la dose de 14 gros (1 once 6 gros), de 56 grammes, à un lévrier de moyenne taille il n'éprouva par suite de cette médication que quelques selles liquides, un peu d'abattement et un manque d'appétit qu'il manifestait par le refus des alimens. Cet état, qui se prolongea pendant deux jours, avait cessé le troisième, l'animal était rétabli. *Bulletin général de thérapeutique du docteur Miquel, octobre* 1836, t. XI, p. 258.

du malade passèrent à l'état alcalin, et moins de huit jours après, les douleurs de la vessie avaient disparu, le malade marchait sans difficulté. (1)

A la suite de cette médication, M. Labbé rendit d'abord deux calculs qui avaient la forme et le poli des cailloux roulés qu'on trouve au bord de la mer; successivement il en rendit treize autres; parmi ceux-ci quelques-uns s'étaient divisés, et leurs morceaux rapprochés formaient une pierre d'un volume considérable.

A partir de cette époque, notre collègue n'a plus ressenti aucun des symptômes fâcheux qui lui avaient fait craindre pour ses jours.

La maladie n'a laissé aucune trace de son passage dans les organes qu'elle avait affectés.

Les préparations de carbonate de soude et de bi-carbonate de soude qui ont été employées contre la pierre, la gravelle, les coliques néphrétiques, sont les suivantes :

Pilules lithontriptiques de la pharmacopée des États-Unis, de la pharmacopée d'Édimbourg, de la pharmacopée d'Augustin, etc. (2)

Sous-carbonate de soude, 4 parties.

---

(1) Cette difficulté qu'il y a d'alcaliser les urines dans certaines maladies est remarquable : en effet j'ai vu qu'il fallait, pour obtenir cet effet, donner à quelques personnes de grandes quantités de bi-carbonate de soude, tandis que chez d'autres une dose de 2 à 3 grammes, de 36 à 54 grains est suffisante, pour produire l'effet desiré. Le même effet se fait remarquer lors de la prise des bains alcalins, et lorsque les urines sont alcalines et qu'on veut les faire passer à l'état acide; nous avons observé cet effet sur un malade soigné par M. le docteur Rayer. On peut considérer cette médication, comme une saturation d'un acide par un alcali, ou d'un alcali par un acide.

(2) Cette formule se trouve dans *la pharmacopée universelle* de Jourdan.

Savon dur, 3 parties. (1)
Sirop simple, s. q.

Faites des pilules de 2 grains. On en prend 10 au moins toutes les deux heures.

Dans la pharmacopée américaine, dans le dispensaire de Cox et dans le formulaire d'Ellis, on prenait 1 gros de sous-carbonate de soude et 1 demi-gros de savon pour faire 40 pilules.

Eau anti-néphrétique du dispensaire de Fulde, et de la pharmacopée hambourgeoise.

Sous-carbonate de soude, 2 gros.
Eau de chaux, 2 livres.

La dose est de 2 à 3 cuillerées.

Tisane contre la gravelle du formulaire de Ste-Marie.

Graine de lin concassée, Capillaire de Montpellier, Glaciale, } de chaque une pincée.
Sous-carbonate de soude 1 scrupule.

A boire dans la journée.

Injection lithontriptique du formulaire de Bories.

Sous-carbonate de soude, 1 gros.
Savon, 2 onces.
Eau simple, 12 onces.

---

(1) Lord Walpole, qui était calouleux, disait avoir éprouvé du soulagement de l'usage à l'intérieur du savon et de l'eau de chaux, et il publia cette opinion dans *les Transactions philosophiques*, p. 175. A sa mort, en 1757, Pringle, qui fit paraître les résultats de l'autopsie, fit connaître qu'on avait rencontré dans la vessie trois petites pierres arrondies, et toutes les circonstances de ce cas démontraient qu'il y avait eu une action de ces liquides alcalins sur ces calculs. (*Transactions philosophiques*, tome 1er.)

Cette injection a été conseillée dans le but d'obtenir la dissolution des calculs d'acide urique.

Potion lithontriptique du formulaire d'Ellis.

Sous-carbonate de soude,	1 gros.
Infusion de quassia,	4 onces.
Teinture de colombo,	1 once.

On la donne à la dose d'une cuillerée quatre fois par jour.

Eau alcaline gazeuse.

Sous-carbonate de soude,	3 gros.
Eau,	8 pintes.

1re *Formule.* Dissolvez et chargez la dissolution de dix fois son volume d'acide carbonique.

2e *Formule.*	Sous-carbonate de soude,	18 grains.
	Acide hydrochlorique pur,	1/2 gros.
	Eau,	12 onces.

Mettez l'acide dans l'eau; ajoutez le sel à l'état cristallisé, et fermez exactement la bouteille.

Soda Water.

Le soda water des Anglais a beaucoup d'analogie avec l'eau alcaline gazeuse, préparée selon la formule précédente. Nous en avons fait préparer pour des Anglais, en faisant charger un litre d'eau, contenant 24 grains de bi-carbonate de soude, d'acide carbonique.

Les Anglais préparent aussi un soda water, à l'état pulvérulent qui, selon quelques auteurs, est obtenu avec bi-carbonate de potasse 4 gros, acide tartrique de 5 à 6 gros (*voir* la note de Cadet, Bull. de pharm., t. 6) et selon d'autres, avec acide tartrique 1 scrupule, et bi-carbonate de soude 1 demi-gros. On mêle ces substances, qui sont en poudre, dans un demi-verre d'eau, puis on boit le liquide au moment où il y a dégagement de gaz par suite de la décomposition du bi-carbonate par l'acide tartrique, qui forme un tartrate de soude. On peut à volonté substituer le bi-carbonate de potasse au carbonate de soude, et réciproquement, pour faire une eau alcaline gazeuse qu'on peut sucrer et aromatiser. Les Anglais font un grand usage de cette boisson.

Nous profiterons de l'occasion que nous avons eue de parler de l'emploi du bi-carbonate de soude contre la gravelle et les calculs pour démontrer que c'est à tort que quelques auteurs ont pensé: 1° que cet emploi était plus nuisible qu'utile quand on avait affaire à des calculs autres que les calculs d'acide urique; 2° que l'on ne pouvait réussir que quand les calculs étaient petits; 3° que le bi-carbonate de soude, en précipitant les phosphates des urines, devait donner lieu à la formation des calculs de phosphates.

La première de ces opinions est combattue par les faits, puisqu'il résulte de tout ce qui a été observé, que l'emploi des alcalis donne lieu à une réaction remarquable sur la plupart des calculs; qu'elle opère la dissolution des calculs d'acide urique, qu'elle disgrège, et qu'elle donne lieu à une division des fragmens des autres calculs, ce qui permet leur expulsion par les voies urinaires. Un grand nombre de faits démontrent cette action, qui n'a pas été observée, il est vrai, sur les calculs d'oxalate de chaux. Cependant quelques-uns de ces calculs pourraient être disgrégés, s'ils étaient composés d'acide urique et d'oxalate, formant non des couches distinctes, mais un mélange de l'acide et de l'oxalate.

La seconde de ces opinions peut aussi être combattue, car si les alcalis dissolvent un petit calcul d'acide urique, on ne s'explique pas comment ils n'en dissoudraient pas de plus gros, si le praticien persistait à employer les médicamens dissolvans.

La troisième de ces opinions ne nous semble pas être plus fondée que les deux premières. Elle peut être réfutée par l'examen des calculs eux-mêmes. En effet, cet examen démontre que ces corps se forment par l'amas successif de molécules qui se déposent lentement et successivement sur un noyau primitif. Ces molécules affectent même le plus souvent la forme cristalline, et, si par l'emploi du bi-carbonate de soude on arrivait à décomposer des phosphates contenus dans l'urine, ces phosphates seraient précipités à l'état pulvérulent et ne seraient point dans les circonstances convenables pour former une masse; ils donneraient lieu à une poudre chariée et entraînée par les urines.

§ XII. *De l'action des eaux de Vichy sur les pierres de la vessie.*

Les eaux de Vichy ont été le sujet de recherches nombreuses. Duclos les considérait comme étant analogues aux eaux de Pougues (*Observations sur les eaux minérales de plusieurs provinces de France*, 1675, *p.* 91 *et* 99). Mareschal les regardait comme utiles dans les maladies des reins et de la vessie (*Physiologie des eaux minérales de Vichy*, 1642). Fouet (Claude) y a signalé la présence d'un alcali (*Nouveau système des bains et eaux minérales de Vichy*, 1696). Geoffroy, de l'Académie des Sciences, y a démontré la présence d'un *sel aéré et lixiviel* fermentant (faisant effervescence) avec les acides (*Histoire de l'Académie des Sciences*, 1702). Burlet y a signalé la présence d'un sel alcali à la dose de six grammes par pinte d'eau (*Examen des eaux de Vichy*, 1707). Chomel (Jacques-François) les a présentées comme apéritives, purgatives et diurétiques (*Traité des eaux minérales, bains et douches de Vichy*, 1734). De Lassone les a recommandées contre les concrétions bilieuses et lymphatiques (*Sur les eaux minérales de Vichy-en-Bourbonnais*, 1762). Desbrest les considérait comme étant utiles dans les coliques hépatiques et néphrétiques, et pour faciliter la sortie des calculs biliaires

(*Sur les eaux minérales de Vichy-en-Bourbonnais, Gazette d'Epidaure*, 14 *avril* 1762, *et traité des eaux minérales de Châteldon*, 1778 (1). M. Mossier de Clermont a fait l'analyse des eaux de Vichy, et il a indiqué leur composition (*Recueil périodique de la Société de médecine de Paris*, *t.* 8, *p.* 431). MM. Berthier et Puvis ont aussi fait l'analyse de ces eaux. (*Journal de pharmacie*, *t.* 7, *p.* 566). M. Longchamp a plus récemment publié une analyse des eaux de Vichy, faite par l'ordre du gouvernement (*Paris*, 1825. M. Noyer a aussi donné une dissertation et des réflexions sur le mode d'action de ces eaux, et des lettres sur Vichy, 1833.

Parmi les travaux les plus récens et qui ont été publiés sur ces eaux, on doit citer : 1° les notes dues à M. D'Arcet; 2° trois notices publiées par M. Charles Petit, inspecteur-adjoint. Dans la première de ses publications, M. D'Arcet s'est occupé : 1° de l'influence des eaux thermales de Vichy, sur quelques sécrétions et particulièrement sur celles de l'urine; 2° de l'alcalinité qu'acquiert l'urine des personnes qui font usage de l'eau de Vichy, des considérations qui s'y rattachent et des applications qu'on peut en faire.

M. D'Arcet a vu : 1° qu'un verre d'eau de Vichy qui contient 1 gramme (18 grains) de bi-carbonate de soude, ne donne pas à l'urine de l'alcalinité, mais que les urines rendues restent claires après le refroidissement, et ne laissent déposer qu'une petite quantité de mucus; 2° que deux verres (4 décilitres) d'eau de Vichy rendent les urines

---

(1) On trouve aussi : 1° un travail de M. Rolleti sur les eaux de Vichy, 1562 ; 2° une description des eaux de Vichy par Antoine Jolly, 1676; 3° une thèse soutenue par François Le Rat en 1677; 4° une dissertation sur le transport des eaux de Vichy par Tardy, 1755 ; 5° des observations de M. Brieude sur les eaux de Vichy, 1788. Ces dernières observations font partie d'un ouvrage sur les eaux de Bourbon-l'Archambault.

alcalines, et que les urines qu'on rend sont alcalines pendant huit ou neuf heures; 3° que lorsqu'on prend trois verres d'eau les urines restent alcalines presque pendant 24 heures; 4° que lorsqu'on prend jusqu'à cinq verres d'eau de Vichy, l'urine sécrétée pendant la nuit, reste parfaitement claire; 5° que l'urine alcaline entre en putréfaction et exhale une odeur infecte (1); 6° que la prise d'un seul bain peut donner lieu à un changement dans les urines qui, d'acides qu'elles étaient, deviennent alcalines; 7° que le régime alimentaire qu'on suit à Vichy peut donner lieu à un changement dans les urines qui, d'alcalines qu'elles étaient avant de se mettre à table, acquièrent après le repas de l'acidité, mais sans qu'il y ait persistance; le lait, le régime laiteux et les acides ou les substances qui contiennent des acides sont particulièrement, selon M. D'Arcet, les substances qui jouissent de la propriété de faire cesser l'alcalinité des urines; 8° que l'action alcaline des eaux sur l'urine ne s'arrête pas après qu'on a cessé de les boire, et que le corps paraît pouvoir se saturer profondément d'alcali qu'il cède ensuite aux urines, ou qui empêche la formation des acides qu'on observe dans les urines des sujets sains; 9° qu'en général l'urine des femmes paraît devenir plus facilement alcaline que celle des hommes; que, du moins, il a été à même d'observer ce fait; 10° que l'urine des buveurs avait, terme moyen, 1,014 de densité, et qu'un litre peut saturer au moment où elle vient d'être rendue, jusqu'à 2 grammes, 4 décigrammes d'acide sulfurique; 11° que l'urine peut aussi devenir alcaline sans donner lieu à aucun

---

(1) Un moyen très simple de ne point être incommodé par l'urine rendue à Vichy, consiste à placer dans la table de nuit un col droit ou une petite soucoupe dans laquelle on met une demi-once de chlorite de chaux (*chlorure de chaux*). Le chlore qui est continuellement émané de ce chlorure suffit pour détruire l'odeur infecte de l'urine.

accident pour ceux qui font un usage continuel des eaux de Vichy ; 12° que les eaux de Vichy donnent aussi aux excrémens de l'alcalinité ; qu'il en est de même pour les sueurs ; 13° qu'on pourrait employer l'alun, le sulfate acide d'alumine et de potasse, à la dose de 16 grammes, pour empêcher les urines des buveurs d'entrer en putréfaction et d'exhaler une odeur infecte ; 14° que l'acide carbonique des bi-carbonates a sur les sécrétions une influence bien marquée.

M. D'Arcet établit ensuite dans son travail : 1° que les savans qui ont étudié l'action des alcalis sur l'urine n'ont pas attaché assez d'importance aux différens résultats que l'on obtient, selon que l'on fait usage des alcalis purs, ou des alcalis combinés avec l'acide carbonique (*les bi-carbonates*), et que la présence de l'acide carbonique suffit pour changer le mode d'action des alcalis ; 2° que l'on peut alcaliser l'urine sans danger, pourvu que l'on fasse usage, pour produire cet effet, des bi-carbonates alcalins, et qu'on en aide l'action dissolvante par des boissons chargées d'acide carbonique ; 3° que les travaux de Wollaston, de Fourcroy, de Vauquelin, de Mascagni, de Luiscius, de Brande, de Home, de Hatchett, de Marcet, de M. Magendie, avaient déjà fait connaître les avantages que peut présenter l'emploi des alcalis, soit purs, soit carbonatés, dans le traitement des affections des voies urinaires ; mais qu'il est permis d'espérer plus de succès de ce mode de traitement, maintenant que l'influence de l'acide carbonique sera appréciée, et que l'innocuité des bi-carbonates est bien démontrée (1) ; 3° que ce qu'on observe dans les établisse-

(1) M. D'Arcet a remarqué que les ouvriers qui mélangent et embarillent le sel de soude, le sous-carbonate, n'éprouvent aucune incommodité de ce travail quoiqu'ils aient assez de ce sel pour que leurs urines soient alcalines. Pajot des Charmes a vu que les ouvriers occupés à piler et à tamiser la soude brute n'étaient sujets à aucun accident particulier, et que les

mens thermaux où se trouvent les eaux alcalines gazeuses, dans les fabriques de soude et de sel de soude, enfin en Angleterre, où l'on consomme une si grande quantité d'une eau alcaline gazeuse (*le Soda water*), démontre la possibilité d'obtenir de grands succès en examinant de nouveau avec plus d'exactitude et de hardiesse qu'on ne l'a fait jusqu'ici, le traitement du calcul, de la gravelle et de la goutte, par le moyen des dissolvans chimiques.

Dans sa seconde note, M. D'Arcet a indiqué la formule des pastilles alcalines de bi-carbonate de soude (les pastilles de Vichy), le mode de préparation de ces pastilles, enfin leur usage.

Dans la troisième, M. D'Arcet indique les moyens de préparer le bi-carbonate de soude (1), à l'aide de l'acide carbonique qui se dégage des eaux de Vichy. Dans cette note, ce savant fait connaître tout le parti qu'on peut en tirer pour fabriquer des eaux minérales gazeuses, pour le rouissage du chanvre, pour l'incubation artificielle. (2)

---

chevaux employés à ce travail étaient même exempts de la maladie connue sous le nom de *pousse*. (*Annales de chimie et de physique*, t. XXXI, page 58.)

(1) Déjà on prépare à Vichy des eaux de Seltz factices, du bi-carbonate de soude par l'application des procédés de M. D'Arcet.

(2) On trouve dans un ouvrage imprimé en 1775 (*Dictionnaire des eaux minérales*, tom. I, p. 154), la description des procédés mis en usage par un baigneur des bains de Balaruc, pour faire éclore les œufs à l'aide de l'eau minérale. Cet homme rangeait dans un vaisseau de verre, dont l'ouverture large était comme celle d'une cucurbite, quelques couches d'œufs sur différens lits de plumes, et il avait placé ce vaisseau de façon que l'eau montait jusqu'au bord de l'ouverture sans pouvoir y entrer. Ces œufs, dit ce baigneur, à Astruc, exposés à la chaleur douce et toujours égale des bains de Balaruc, 39° à 40° R., vinrent à éclore à-peu-près dans le même nombre de jours que ceux que le baigneur avait mis à couver dans le même temps sous une poule.

M. Petit, dans sa première notice *(du traitement médical des calculs urinaires, et particulièrement de leur dissolution par les eaux de Vichy et les bi-carbonates alcalins. Paris,* 1834), après avoir parlé des travaux publiés et qui se rapportent aux calculs, indique les principaux caractères de la gravelle et des calculs, les causes des calculs, les considérations applicables à la dissolution des calculs en général, le traitement de la gravelle et des calculs formés d'acide urique, enfin des traitemens des différens autres calculs. Ce travail est terminé par un exposé de raisons qui font prévoir tout le succès qu'on pourra obtenir de l'administration des eaux de Vichy ; dans ses deux autres notices, M. Petit s'est occupé, 1° *de considérations sur la nature de la goutte et sur son traitement par les eaux thermales de Vichy ;* 2° *de l'efficacité et particulièrement du mode d'action des eaux thermales de Vichy,* dans les maladies désignées sous le nom d'obstructions *ou d'engorgemens chroniques.* Dans son travail sur la goutte, M. Petit fait ressortir l'analogie qui semble exister entre la goutte et la gravelle d'acide urique, analogie qui avait déjà fixé l'attention de la plupart des auteurs ; il cite à ce sujet les observations de Scudamore, de Sydenham, de Morgagny; il fait connaître les prévisions de Forbes qui, en 1793, avait eu des soupçons sur la composition des concrétions arthritiques, les travaux de Wollaston qui reconnut, en 1797, que les concrétions arthritiques contiennent de l'urate de soude, découverte qui fut depuis confirmée par Vauquelin et par d'autres chimistes ; enfin il signale l'emploi, par Home et par Brande, de la magnésie, non-seulement contre la gravelle, mais encore contre la goutte. Le travail de M. Petit est terminé par des observations pratiques qui démontrent le bon parti que l'on peut tirer de l'usage des eaux minérales alcalines contre cette maladie.

La lecture de ces divers mémoires, celle du manuel des eaux minérales de Patissier, l'opinion émise par M. Lonchamp dans son Annuaire sur les eaux de Vichy, celle de M. D'Arcet, qui a souvent dit et répété : « *si j'avais la pierre,* « *j'irais à Vichy;* » enfin la discussion qui a été soutenue dans le sein de l'Académie de Médecine, toutes ces considérations m'ont déterminé à répéter sur les lieux mêmes les expériences faites par M. D'Arcet, et d'en tenter de nouvelles dans le but de reconnaître si les calculs placés dans les eaux minérales de Vichy se dissolvaient dans ces eaux.

Expérience sur l'eau prise en bains.

Les premières expériences que je tentai eurent pour but de reconnaître si, comme déjà M. D'Arcet l'avait dit, et comme je l'avais observé moi-même en 1835, l'immersion du corps dans l'eau donnait lieu à une absorption telle que les urines passaient de l'état acide à l'état alcalin.

Voici comment j'ai opéré : avant d'entrer dans le bain, j'avais soin d'uriner dans un verre à expérience et d'examiner la nature des urines qui toujours se sont trouvées acides (1); après quelque temps de séjour dans le bain, huit à dix minutes environ, j'avais la précaution d'uriner une seconde fois pour bien vider la vessie; puis, toutes les trois ou quatre minutes, j'examinais l'urine que je pouvais rendre, en ayant l'attention de m'essuyer chaque fois avec le plus grand soin, pour que l'eau du bain ne pût tomber dans le verre à expérience et devenir ainsi une cause d'erreur. (2)

---

(1) Le jour de mon arrivée à Vichy, le 1er septembre, après un voyage en diligence qui avait duré environ 60 heures, mes urines étaient rouges, très acides, elles avaient le lendemain laissé déposer de petits cristaux d'acide urique et une matière floconneuse.

(2) Ces expériences sont assez désagréables à faire, parce qu'il faut souvent sortir le corps hors du bain pour l'essuyer, et qu'on s'expose alors à la température ambiante qui paraît froide, comparée à celle du bain.

Ces expériences, répétées pendant dix jours, les 2, 3, 4, 5, 6, 7, 8, 9, 11 et 12 septembre, nous ont démontré que le terme moyen du temps exigé pour que mon urine devînt alcaline dans la vessie, était très court et seulement de vingt et-une minutes : voici les résultats obtenus de ces expériences :

Le 2	sept. l'urine	est devenue alcaline	en 19	minutes
Le 3	—	—	en 25	—
Le 4	—	—	en 24	—
Le 5	—	—	en 20	—
Le 6	—	—	en 19	—
Le 7	—	—	en 23	—
Le 8	—	—	en 22	—
Le 9	—	—	en 17	—
Le 11	—	—	en 23	—
Le 12	—	—	en 21	—

Je fus d'autant plus frappé de cette facilité d'absorber l'eau minérale, et de voir mes urines passer à l'état alcalin dans un temps aussi court, que le 28 septembre 1835 il m'avait fallu pour obtenir le même résultat 89 minutes, et qu'il a fallu même cette année : 1° à une personne que je priai d'expérimenter, 75 minutes ; 2° à M. le docteur Petit, plus d'une heure et demie.

J'ai aussi remarqué que chaque fois que je sortais du bain je rendais de 10 à 12 onces d'une urine claire et limpide ; mais que cette urine, au bout d'un jour ou deux, s'altérait ; qu'elle répandait alors une odeur infecte ammoniacale et qu'elle se recouvrait d'une pellicule blanchâtre que nous n'avons pu recueillir en assez grande quantité pour l'examiner.

On peut, et nous nous en sommes convaincu depuis notre retour, produire l'alcalinité des urines en prenant des bains avec de l'eau dans laquelle on fait dissoudre du sous-carbonate de soude ; nous avons reconnu que la quantité de sous-carbonate de soude, nécessaire pour produire ce phénomène, était de 4 à 8 onces de ce sel pour un bain préparé avec huit voies d'eau.

Le changement qu'éprouve l'urine par la seule action des bains, mérite de fixer l'attention des praticiens qui pourront tirer parti d'un moyen de médication qui n'a pas encore été examiné avec toute l'attention qu'il mérite; ce moyen a cela d'avantageux, qu'en général il ne répugne point au malade, qui pourrait aussi faire usage des médicamens qui lui auraient été prescrits, et qu'il n'aurait pu prendre en raison du dégoût que ces médicamens lui inspireraient. (1)

Expériences sur la dissolution des calculs dans l'eau minérale de Vichy.

Première expérience.

La moitié d'un calcul d'acide urique, moitié qui pesait 37 grammes 45 centigrammes (1 once, 1 gros, 26 grains et demi), a été placée dans un petit sac en tulle de coton, et exposée à l'action de l'eau du grand-puits, depuis le 4 septembre à quatre heures du soir, jusqu'au 11 à neuf heures du matin (151 heures). Ce calcul, qui était lisse lorsqu'on l'avait mis en contact avec l'eau, ayant été examiné lorsqu'il fut retiré de ce liquide, on reconnut qu'il avait été rongé en partie par l'eau, et qu'il était couvert d'aspérités formées par les

(1) Nous avons déjà tenté quelques essais, sur des médicamens qui peuvent être administrés en bains, et nous avons vu qu'après avoir pris un bain dans lequel, pour 8 voies d'eau, on avait mis 6 onces de chlorure de chaux liquide, on obtenait des urines qui contenaient une certaine quantité de chlore. Nous ferons connaître plus tard les résultats de ces essais qui peuvent encore avoir quelque importance, puisqu'on sait que Fourcroy a fait connaître que le chlore dissolvait les calculs d'acide urique.

couches d'acide urique les plus denses, les moins denses ayant été dissoutes. Examinées à la loupe, on voit que les cavités qui se trouvent entre les aspérités sont lisses et indiquent qu'il y a eu dissolution.

Ce calcul, desséché après avoir été tiré de l'eau, ne pesait plus que 10 grammes, 90 centigrammes (2 gros, 52 grains) et avait donc perdu en moins de sept jours 26 grammes, 55 centigrammes (6 gros 47 grains), plus des deux tiers de son poids.

La température du grand-puits dans l'eau duquel la moitié du calcul d'acide urique avait été placée, étant de 44° 50 C., nous avons pensé qu'il serait utile de placer d'autres calculs dans de l'eau ayant une température se rapprochant de celle de l'urine dans la vessie; ce sont ces recherches qui ont fait le sujet de la deuxième expérience.

Deuxième expérience.

Cinq calculs, le premier de phosphate de chaux, léger, grisâtre, entier, pesant 5 grammes (1 gros 18 grains); le deuxième, d'acide urique, de couleur jaune, sans écorce, pesant 4 grammes, 4 décigrammes (1 gros 8 grains); le troisième, aussi d'acide urique, mais d'une couleur brune, pesant 1 gramme 35 centigrammes (25 grains); le quatrième et le cinquième, consistant en débris de calculs de phosphates, pesant, l'un 1 gramme 55 centigrammes (29 grains), l'autre 65 centigrammes (18 grains), ont été placés dans un sac de tulle de coton et exposés, le 5 septembre, à l'action de l'eau qui se dégage par le trop-plein de la fontaine dite *la Grande-Grille*, qui avait 37 c.

Voulant reconnaître, le 11 septembre à neuf heures du matin, quelles étaient les altérations qu'avaient subies ces calculs, nous fûmes fort étonnés de ne plus rien trouver dans le sac où nous les avions renfermés, et qui était resté fixé sous la chute d'eau. Aucune personne étrangère ne sachant que nous faisions des expériences dans ce point des sources, aucun travail ni réparation n'ayant été faits sur ce point, le sac n'ayant point été dérangé, nous avons dû être porté à croire que ces calculs avaient été : ceux composés d'acide urique dissous, ceux de phosphates disgrégés et réduits en fragmens qui avaient passé à travers les mailles du tulle. (1)

Troisième expérience.

Un calcul (le calcul n° 1) d'acide urique, entier, lisse, recouvert d'une légère couche blanche, pesant 8 grammes 25 centigrammes (2 gros 5 grains), a été placé le 11 septembre à dix heures du matin dans un petit sac, sous le trop-plein de la Grande-Grille, où il est resté jusqu'au 14 à huit heures du matin (l'espace de 70 heures) et il a, pendant cet espace de temps, perdu 2 grammes 25 centigrammes (41 grains). Ce calcul, de lisse qu'il était, est criblé de petits trous qui dénotent l'action de l'eau; la couche blanche dont il était recouvert a entièrement disparu, et il a une teinte jaunâtre.

Quatrième expérience.

Un calcul (le calcul n° 2) d'oxalate de chaux, pesant 5 grammes 40 centigrammes (1 gros 22 grains), a été placé dans un petit sac et exposé sous le trop-plein de la fontaine de la Grande-Grille pendant soixante-dix heures, du 7 septembre, dix heures du matin, au 14 septembre, huit heures, puis retiré. Ce calcul, qui est concrétionné et qui avait une couleur noirâtre, n'a pas été sensiblement altéré; cependant

---

(1) Ce qui nous porte encore à considérer ce fait comme exact, c'est que nous avons vu la moitié d'un calcul de phosphate de chaux, moitié qui pesait 6 grammes 90 c., perdre en deux jours 1 gramme 12 cent. par son exposition dans l'eau et sans qu'il y ait eu chute d'eau sur le calcul. M. Petit doit faire connaître ce fait.

on y remarque des fissures, et il a perdu 10 centigrammes (2 grains). (1)

Cinquième expérience.

Une écorce plate d'acide urique (le n° 3), d'une très grande dureté, ayant une couleur jaune, et pesant 5 grammes 25 centigrammes (1 gros 23 grains), a été placée dans un petit sac et exposée à l'action de l'eau de la Grande-Grille pendant soixante-dix heures; au bout de cet espace de temps elle a été retirée et examinée. On a reconnu qu'elle ne pesait plus que 2 grammes 25 centigrammes (41 grains), qu'elle avait perdu 3 grammes (54 grains); enfin qu'elle avait été rongée par l'eau, qui avait dissous une partie de l'acide urique qui formait cette écorce. (2)

Sixième expérience.

La moitié d'un calcul d'acide urique (le calcul n° 4), dont la première couche extérieure était de couleur blanche, tandis que le centre présentait un point noir, a été pesée; son poids était de 5 grammes 75 centigrammes (1 gros 33 grains), elle a été placée dans un petit sac et exposée à l'action de l'eau de la fontaine de la Grande-Grille pendant l'espace de soixante-dix heures. Cet espace de temps étant écoulé, cette moitié de calcul a été examinée, et on a reconnu: 1° que la partie blanche de la première couche était en grande partie détruite; 2° qu'une partie de l'acide urique, formant le centre du cal-

---

(1) Comme il est d'une haute importance de bien préciser l'action des eaux minérales alcalines sur les calculs d'oxalates (les calculs muraux). de nouvelles expériences seront tentées prochainement.

(2) Nous avons adopté le mot *écorce*, parce qu'il a été employé par les [illegible]ens qui, les premiers, se sont occupés de l'examen des calculs. [illegible]tr[illegible]l de Littre dans les *Mémoires de l'Académie des sciences*.

cul, était dissoute, et que cette dissolution avait mis à nu le noyau du calcul, noyau qui est formé d'oxalate de chaux, et qui se présente sous forme de madrépore, ce qui le place parmi les calculs qu'on a désignés par le nom de *calcul coraliforme.*

Cette moitié de calcul, après avoir séjourné dans l'eau, ne pesait plus que 3 grammes 21 centigrammes. Elle avait donc perdu, en soixante-dix heures, 2 grammes 54 centigrammes (46 grains et demi).

Septième Expérience.

Un petit calcul d'acide urique (le calcul n° 5), recouvert d'une concrétion blanche, calcul qui pesait 3 grammes 70 centigrammes (68 grains), a été placé dans un petit sac et exposé à l'action de l'eau du Grand-Puits-Carré, qui a 44°, pendant soixante-dix heures. Après cet espace de temps, ce calcul qui était très deuse s'était brisé en plusieurs fragmens; ces fragmens recueillis ne pesaient plus que 70 centigrammes (14 grains); la concrétion blanche avait entièrement disparu, et l'on n'en apercevait nulle trace sur les fragmens restans.

Ce calcul aurait perdu en soixante-dix heures 3 grammes (54 grains), si l'on s'en rapportait au poids trouvé. Nous ne pensons pas que la dissolution ait été aussi prompte; nous croyons qu'il y a eu de petits fragmens qui ont passé à travers les mailles du sac qui les contenait.

Huitième expérience.

La moitié d'un calcul (calcul placé sous le n° 6) d'acide urique, mais qui dans son centre contient des lames brillantes, a été pesé, puis placé dans un petit sac et soumis à l'action de l'eau du Grand-Puits-Carré, pendant soixante-dix heures.

Ce laps de temps écoulé, la moitié du calcul fut examinée; on reconnut qu'elle avait été attaquée par l'eau sur différens points. Cette moitié de calcul qui pesait d'abord 1 gramme 85 centigrammes (35 grains), ne pesait plus que 1 gramme 50 centigrammes, et avait perdu par conséquent 35 centigrammes (7 grains).

Neuvième expérience.

Le quart d'un calcul (le calcul n° 7), formé de phosphate, et qui avait une couleur blanche, a été pesé, puis placé dans un petit sac et soumis à l'action de l'eau du Grand-Puits-Carré pendant soixante-dix heures. Retiré de l'eau, on reconnut que ce calcul, qui avait une très grande dureté, avait changé de nature, qu'il avait perdu de son poids, et qu'enfin il était devenu très friable. Retiré de l'eau et séché, ce calcul qui pesait 1 gramme 70 centigrammes (32 grains) avant d'être soumis à l'action de l'eau, ne pesait plus que 80 centigrammes (16 grains); il avait donc perdu 90 centigrammes de son poids primitif.

Dixième expérience.

Un fragment d'un calcul d'acide urique (le fragment placé sous le n° 8), qui était très dense, a été pesé, puis introduit dans un petit sac et mis en contact avec l'eau du Grand-Puits-Carré pendant soixante-dix heures. Au bout de cet espace de temps, ce calcul qui pesait d'abord 2 grammes 40 centigrammes (44 grains), a été retiré, puis séché et pesé; son poids n'était plus que de 1 gramme 40 centigrammes (26 grains). Il avait donc perdu 1 gramme (18 grains) de son poids primitif.

Si l'on examine ce calcul, on voit que la dissolution s'est opérée d'une manière particulière. En effet on remarque que l'eau, en rencontrant sans doute une couche d'acide urique moins dense que l'autre, a isolé en partie ces deux couches, entre lesquelles il y a un espace bien marqué.

Onzième expérience.

Un calcul presque entier dont le noyau était formé d'acide urique, recouvert de phosphate de chaux, a été pesé, mis dans un petit sac de tulle de coton, puis exposé à l'action de l'eau du Puits-Chomel, qui a, terme moyen, 42° 50 c.

Lorsqu'on voulut retirer ce calcul, qui pesait 1 gramme 70 centigrammes (32 grains) (1), on reconnut qu'il était brisé, et qu'une grande partie des fragmens, qui étaient très petits, avaient passé à travers les mailles du tulle.

Douxième expérience.

Un fragment d'un calcul d'acide urique (ce fragment est placé sous le n° 10), pesant 3 grammes 85 centigrammes (environ 71 grains), a été placé dans un petit sac et exposé à l'action de l'eau du Puits-Chomel pendant soixante-dix heures. Au bout de cet espace de temps, ce calcul, qui a été *rongé* par l'eau, a été retiré, séché et pesé; son poids n'était plus que de 2 grammes 50 centigrammes (46 grains); il avait donc perdu 1 gramme 35 centigrammes (25 grains) par suite de son exposition à l'action de l'eau.

Treizième expérience.

Un petit calcul d'acide urique presque entier (ce calcul est sous le n° 11) a été pesé, puis placé dans un petit sac et placé pendant soixante-dix heures sous le trop-plein de la source du Puits-Chomel. Après ce laps de temps, il a été retiré de

(1) Nous n'avons pas cru devoir établir d'une manière mathématique la différence qu'il y a du décigramme avec le grain. Un gramme équivaut à-peu-près à 19 grains, le décigramme à 1 grain $\frac{9}{10}$; dans notre comparaison nous avons pris le gramme pour 18 grains et le décigramme pour 2 grains.

l'eau, séché et pesé. Ce calcul qui, avant l'action de l'eau, pesait 2 grammes 10 centigrammes (38 grains), ne pesait plus, après qu'on l'eut retiré de l'eau, que 1 gramme 40 centigrammes (26 grains). Il avait donc perdu 70 centigrammes (14 grains).

Quatorzième expérience.

Un fragment d'un calcul d'acide urique, qui était recouvert d'une concrétion blanche (ce calcul est placé sous le n° 12), a été mis dans un petit sac, puis soumis pendant soixante-dix heures à l'action de l'eau du puits Chomel. Au bout de ce laps de temps, ce calcul ayant été examiné, on reconnut que la concrétion blanche avait disparu, et que l'acide urique constituant ce calcul avait été en partie attaqué.

Ce calcul pesait, avant son immersion, 1 gramme 10 centigrammes (20 grains); après son immersion, il ne pesait plus que 65 centigrammes. Il avait donc perdu 45 centigrammes par suite de l'action de l'eau.

Quinzième expérience.

Une croûte blanche, provenant d'un calcul de phosphate (cette croûte est sous le n° 13), a été pesé ; son poids était de 2 grammes 60 centigrammes (48 grains); puis mise dans un petit sac, placée sous le trop-plein de la fontaine dite le Puits-Chomel, et laissée en contact avec l'eau pendant soixante-dix heures. Au bout de cet espace de temps, on reconnut que cette croûte, qui était très dure, était devenue très friable, et qu'elle avait perdu 60 centigrammes (12 grains).

Seizième expérience.

Un petit calcul de phosphate (ce calcul est placé sous le n° 14) a été placé sur une assiette; à l'aide d'un tube effilé on a fait tomber sur ce calcul de l'eau de Vichy froide pendant 15 jours. On reconnaît que le point sur lequel l'eau est tombée a été rongé, et présente des cavités que ne présentent pas les autres parties du calcul. (1)

Dix-septième expérience.

Cette expérience a été faite sur de la gravelle d'acide urique, qui a été placée dans de l'eau de Vichy qui avait été portée à une température de 36°. Bientôt cette gravelle s'est désorganisée, l'acide urique s'est dissout; et on n'a obtenu pour résidu que des flocons de matière animale, qui contenait une petite quantité de matière grasse. (2)

Les résultats des expériences que nous avons tentées semblent démontrer l'action que possède l'eau de Vichy de dissoudre ou même de disgréger les calculs de la vessie. On peut cependant objecter que ces expériences n'ont pas été faites dans les mêmes circonstances que celles où se trouve le chirurgien, c'est-à-dire que les pierres n'étaient pas dans la vessie; nous répondrons d'avance à cette objection que l'eau de Vichy paraît agir sur les pierres contenues dans la vessie de l'homme vivant comme elles agissent sur les pierres sorties de la vessie et qui ont été exposées à l'air. En effet, M. Petit nous a fait voir à Vichy plusieurs noyaux de calculs d'acide urique provenant de malades qui ont été délivrés de la pierre pendant la saison de 1836, par le seul usage de l'eau de Vichy, prise en bain et en boisson.

L'un de ces noyaux a été rendu après dix-huit jours de traitement, par un malade chez lequel la présence d'un calcul adhérant à la vessie avait été parfaitement constatée par l'un

---

(1) Cette expérience a été faite à Paris dans le laboratoire, avec de l'eau prise au dépôt.

(2) Nous n'avons pu pousser plus loin nos recherches sur *les gravelles*, les matières qui nous eussent été nécessaires n'étant pas en notre possession. Nous nous proposons quand nous nous serons procuré des matériaux, de continuer ces expériences.

des chirurgiens les plus distingués de Paris, qui avait pensé que l'opération était le seul moyen de guérison.

Ce noyau est très remarquable, en cela que le calcul dont il provient était adhérent ; il en est résulté que la dissolution de ce calcul s'est opérée d'une manière tout-à-fait différente sur les deux côtés du calcul. En effet, la partie qui était non adhérente a éprouvé l'action dissolvante de l'eau, de telle sorte qu'on distingue facilement les couches successives et toujours croissantes du calcul, couches qui ne se laissent pas apercevoir du côté où il y avait adhérence.

Les autres noyaux proviennent d'un malade qui avait depuis plus de deux ans tous les symptômes de la pierre, qui souffrait beaucoup en marchant et lorsqu'il allait en voiture, et qui rendait une urine sanguinolente. Ce malade, après avoir pris les eaux de Vichy, rendit trois noyaux, l'un le dix-neuvième jour du traitement, les deux autres le vingt-cinquième. Ces noyaux ne présentent pas de couches successives, mais une agglomération de graviers fortement unis entre eux.

M. Petit se propose de publier les deux observations qui concernent les malades qui ont rendu ces calculs, et qui ont pu, immédiatement après avoir rendu ces noyaux, supporter la marche et même l'usage des voitures les plus dures, et cela sans éprouver la moindre douleur; ces malades continuent à aller parfaitement.

On peut encore dire 1° que les calculs qui sont le sujet de nos expériences ont été exposés à un courant d'eau de Vichy et que les eaux doivent s'altérer et perdre de leurs propriétés, lorsqu'elles sont prises en boisson ou bien lorsqu'on les absorbe par la prise du bain. Il est possible de prévenir cet inconvénient en mettant directement les calculs en contact avec l'eau de Vichy au moyen de la sonde à double courant, due à M. J. Cloquet. (1)

(1) Nous savons que des instrumens destinés à injecter de l'eau dans la

2° Que l'eau de Vichy peut irriter la vessie. Pour avoir des données sur ce sujet, nous nous sommes fait, depuis notre retour à Paris, quelques injections avec de l'eau de Vichy chauffée à 30° centigrades, et nous n'avons ressenti aucune irritation, ce qui peut s'expliquer, puisqu'on sait que l'urine ordinairement chargée de sel est d'une très grande âcreté et qu'elle ne peut être comparée à l'eau de Vichy, qui est bue sans qu'on éprouve de sensation désagréable. (1)

3° Que tous les calculs ne seront pas dissous ni disgrégés par ces eaux.

Nous ferons observer ici que les calculs que nous avons soumis cette année à l'action des eaux de Vichy nous ont démontré que les calculs d'acide urique, et par conséquent ceux d'urate d'ammoniaque, peuvent être dissous par ces eaux, et que ceux de phosphate sont disgrégés, et que ces deux espèces de calculs sont les plus nombreux dans notre pays. En effet, il résulte des travaux que nous avons eu l'occasion de faire sur les calculs de la vessie, 1° que sur 141 calculs que nous avons examinés pour notre collègue M. Civiale, il y en avait :

---

vessie, ont été mentionnés dans les ouvrages anciens. On cite l'appareil de Butler, celui de Hales, celui de Gruithuisen, etc.; mais nous ne parlons que de la sonde de M. Cloquet qui présente les meilleures conditions pour faire les injections.

(1) Nous ne conseillerions pas, si on faisait usage d'eau artificielle imitant l'eau de Vichy, d'y faire entrer autant de bi-carbonate que cette eau en contient. Car, je ne cesserai de le dire, je ne pense pas que le chimiste puisse, dans l'état des connaissances actuelles, affirmer que l'analyse lui a fait découvrir toutes les substances contenues dans une eau minérale. En effet nous avons trouvé cette année dans les eaux de Vichy, eaux qui ont été analysées par des hommes du plus haut mérite, de l'acide hydrosulfurique qui n'y avait pas été signalé jusqu'ici.

121 d'acide urique et d'urate d'ammoniaque. (1)
8 de phosphate de chaux.
7 de phosphate ammoniaco-magnésien.
1 d'acide urique, de phosphate et d'oxalate de chaux.
3 d'acide urique et de phosphate.
1 d'oxalate de chaux.
141 (2)

2° Que sur 32 calculs analysés pour notre collègue M. Amussat, il y en avait :

20 d'acide urique ou d'urate d'ammoniaque.
2 de phosphate ammoniaco-magnésien.
2 de phosphate ammoniaco-magnésien avec de l'acide urique au centre.
4 d'acide urique et de phosphate terreux.
1 de phosphate mêlé de carbonate.
2 d'oxalate de chaux.
1 d'acide urique et de phosphate. (3)

---

(1) Les calculs d'acide urique pur sont excessivement rares, presque tous les calculs qui contiennent cet acide donnent lieu, lorsqu'ils sont traités par les alcalis, à un dégagement d'ammoniaque plus ou moins considérable.

(2) Parmi les calculs que j'ai examinés pour M. Civiale, il en est de très curieux; ainsi nous avons trouvé : 1° dans le calcul n° 53 des petits grains de silice semblables au quarz qu'on trouve dans le sable de rivière; 2° dans le no 56 un calcul ayant une texture spongieuse analogue à la texture des *os calcinés à blanc ;* 3° dans le calcul no 60 une texture lisse et polie ayant, par la configuration, de l'analogie avec celle du silex ; 4° dans le calcul no 74, une texture amorphe, semblable à la texture de *la pierre à chaux ;* 5° dans le calcul n° 77, de très petits cristaux d'une substance ayant une belle couleur bleue, enfin d'autres calculs formés d'acide urique et qui avaient la configuration des calculs d'oxalate de chaux, *des calculs muraux.*

(3) Parmi les calculs analysés pour M. Amussat, il en est qui présentaient

3o Que sur les gravelles qui ont été analysées pour M. Amussat, il y en avait :

2 formées d'acide urique.
1 formée d'acide urique, d'ammoniaque et de traces de phosphate de magnésie.
1 d'oxalate et de phosphate terreux.

4o Que sur les calculs que nous avons analysés pour M. Guersent fils, il y en avait 4 d'acide urique et 2 d'oxalate de chaux.

5o Que sur 64 calculs que nous avons analysés pour diverses personnes, de 1828 à 1836, nous en avons trouvé :

52 d'acide urique ou d'urate d'ammoniaque.
6 de phosphate de chaux.
4 de phosphate ammoniaco-magnésien.
2 d'oxalate de chaux.

Outre ces calculs, nous en avons encore examiné d'autres pour MM. Leroy d'Étiolle, Barbet, Girardin, Nacquart, Ségalas, et nous croyons pouvoir affirmer que la plupart de ces calculs étaient formés d'acide urique. (1)

---

quelques particularités : ainsi le cacul n° 21 était concrétionné et était taché en rose dans quelques-unes de ses parties. Ces taches ressemblaient à celles produites par la matière colorante rose, l'acide rosacique que quelques chimistes admettent encore, tandis que d'autres nient son existence. L'acide rosacique, ses caractères, les moyens de l'obtenir, se trouvent décrits dans le Traité de chimie de M. Thénard. *Sixième édition*, t. IV, p. 236. Le calcul n° 26 avait une odeur de musc très marquée. On sait que des urines de malade qui n'ont point pris de musc acquièrent quelquefois cette odeur. *Journal de chimie médicale*, t. X, p. 151.

(1) Rapp, qui a analysé un grand nombre de calculs qu'il avait reçus du royaume de Wurtemberg, n'a pas obtenu les mêmes résultats que nous ; il dit que sur 81 il y en avait

22 d'oxalate de chaux,

Nous ne connaissons pas l'action des eaux sur les calculs désignés sous les noms de *xantique*, de *cystique*, de *siliceux* : en général ces calculs sont très rares. Nous nous proposons, si nous pouvons nous en procurer de cette nature, de les soumettre plus tard à des expériences, et de faire connaître les résultats que nous obtiendrons.

§ XIII. *Conclusions qui peuvent se déduire des faits exposés dans les paragraphes qui précèdent.*

De tout ce qui précède il semble résulter :

1° Que l'action des substances qui peuvent réagir sur la gravelle

---

28 d'oxalate de chaux recouvert de phosphate ammoniaco-magnésien.
3 d'oxalate de chaux recouvert d'acide urique.
3 d'oxalate de chaux mélangé avec l'acide urique, de manière que les caractères extérieurs ne sont plus distincts.
7 d'acide urique.
9 d'acide urique recouvert d'une ou plusieurs couches calculeuses fusibles.
1 d'urate d'ammoniaque.
7 de calculs fusibles sans noyaux distincts.
1 de phosphate et de carbonate de chaux.

Dans les collections de *Guy Hospital*, de Londres, les calculs d'acide urique étaient dans la proportion de 22 sur 87; (Marcet); dans la collection de Norwich, de 66 sur 181; dans celle de Manchester, de 71 sur 187; (Henry), sans compter 39 autres calculs composés d'acide urique et de phosphates; dans la collection du Muséum de Hunter et dans celle de E. Home, sur 150 calculs on en a trouvé 61 formés d'acide urique en comprenant 45 de ces pierres qui contenaient une petite quantité de phosphate (Brande); dans la collection de Bristol, sur 218 calculs il y en avait 73 formés d'acide urique. Prout qui a soumis à l'analyse 823 calculs en a trouvé 294 dans la composition desquels entrait l'acide urique, savoir 98 d'acide urique presque pur, 6 d'acide urique mêlé d'une petite quantité d'oxalate de chaux, 43 d'acide urique contenant un peu de phos-

et sur les pierres de la vessie, n'ont pas été le sujet d'applications assez nombreuses; et qu'il importe, dans l'intérêt de l'humanité, de faire de nouvelles recherches, de nouvelles applications de ces moyens, applications qui, d'après les faits signalés par MM. Billeret, Littre, Varandeus, Vignes Tenon, Bayard, Laizon, Nicolas, Springsfeld, Whytt, Hales, Langrish, Luiscius, Morand, mademoiselle Stephens, Kirk-Patrick, Geoffroy, Home, Hoffman, Hatchett, Brande, Fourcroy, Vauquelin, Marcet, Saunders, Mascagni, Hulne, Laugier, d'Arcet, Robiquet, Magendie, Ségalas, Bourdois de la Motte, Ch. Petit,

---

phate; 113 étaient formés d'oxalate de chaux; 3 d'oxide cystique; 202 de phosphates, savoir: 16 de phosphate presque pur, 81 de phosphate mêlé à une petite quantité, d'acide urique, 3 de phosphate ammoniaco-magnésien presque pur, 91 de phosphate ammoniaco-magnésien combiné avec le phosphate de chaux; 186 étaient *alternans*, savoir: 15 formés d'acide urique et d'oxalate de chaux, 10 d'oxalate de chaux et d'acide urique, 51 d'acide urique et de phosphate, 49 d'oxalate de chaux et de phosphate, 12 d'oxalate de chaux, d'acide urique et de phosphate, 1 d'acide urique, de phosphate ammoniaco-magnésien et de phosphate de chaux, 2 d'oxalate de chaux, de phosphate ammoniaco-magnésien et de phosphate de chaux, enfin 41 dont la composition n'a pas été mentionnée.

D'après l'opinion de divers auteurs, la formation des calculs et leurs parties constituantes est pour la plupart du temps dépendante de la nourriture prise par le sujet.

Cette manière de voir nous a porté, d'accord avec le docteur Ch. Petit à faire des essais par suite desquels nous avons vu qu'on pourrait faire entrer l'eau de Vichy dans la composition des alimens.

Nous avons vu que cette eau minérale pouvait entrer dans la confection du pain, qu'elle pouvait servir à faire cuire les fruits et que dans ce cas elle diminuait leur acidité, de façon que les fruits pour être sucrés exigeaient moins de sucre; nous avons vu aussi que des légumes verts, les petits poids, les haricots bouillis avec l'eau de Vichy acquéraient une belle couleur verte.

etc., etc., peuvent fournir des résultats de la plus haute importance.

2° Que l'eau simple, prise en grande quantité par les premières voies ou bien par injections, jouit d'une action dissolvante de la gravelle ou de la pierre. En effet, M. Magendie, dans le paragraphe 2 de son chapitre 16, dit : « que l'emploi d'une grande quantité de liquides aqueux, *des infusions, des décoctions, des eaux minérales*, a suffi chez beaucoup de graveleux pour diminuer la quantité des graviers, ou pour favoriser leur expulsion; qu'en outre il faut choisir de préférence la boisson qui, n'étant point indigeste, agit comme diurétique.

Les expériences faites par Littre, par Billeret, viennent à l'appui de ces observations.

3° Qu'un grand nombre d'eaux minérales peuvent être considérées comme étant convenables pour combattre les affections calculeuses (1), mais qu'il faut considérer l'action de ces eaux sur les calculs comme pouvant être expliquée, pour les unes par la grande quantité de liquide dont le malade fait usage, pour les autres par la réaction des principes qu'elles contiennent sur la gravelle et sur la pierre. Nous rangerions dans les premières, les eaux qui ne contiennent pas de sels alcalins, dans la seconde celles dans lesquelles on a reconnu la présence de ces sels.

---

(1) Voici l'opinion de M. Ségalas à propos du succès qu'un malade avait obtenu de l'usage des eaux de Contrexeville. « Le fait que je cite est à noter, il prouve que l'existence des lithrontriptiques, n'est pas tout-à-fait chimérique, et que si, dans la plupart des cas de pierre, on fait mieux aujourd'hui de s'adresser aux moyens mécaniques, on peut encore dans quelques circonstances, faire avec des chances de succès, usage d'agens chimiques et particulièrement de certaines eaux minérales.

(2) Nous nous proposons dans un nouveau travail, d'examiner l'action de divers sels, soit sur la gravelle, soit sur les pierres de la vessie.

4° Que la chaux, en solution dans l'eau et formant le liquide connu sous le nom d'eau de chaux, peut être employée avec avantage dans le traitement de la gravelle et de la pierre; que l'action de cet alcali, qui forme avec l'acide urique un sel très soluble (l'urate de chaux), explique le mode d'agir de ce médicament; qu'il est probable que l'eau de chaux agirait encore sur les calculs de phosphates, soit en enlevant une portion d'acide urique qu'ils contiennent et leur donnant moins de densité, soit en décomposant le sel ammoniacal que quelques-uns contiennent, soit encore en agissant sur la matière animale qui lie les molécules des calculs entre eux. (1)

5° Que l'action efficace du remède de mademoiselle Stephens paraît démontrée d'une manière positive par un grand nombre d'observations; que l'action de ce remède doit être assimilée à l'action qu'on a reconnue à la chaux et aux sels alcalins sur la gravelle et sur les calculs; mais que le mode de préparation de ce remède, son exposition prolongée à l'air, devaient donner lieu à des produits qui ne jouissaient pas toujours des mêmes propriétés ni de la même efficacité.

6° Que les expériences de Home, de Brande, semblent démontrer le bon parti qu'on peut tirer de la magnésie, qui d'ailleurs, ainsi que le dit M. Magendie, peut être prise sous toutes les formes et, pour ainsi dire, à toutes les doses, en poudre, en suspension dans l'eau, en pastilles, en bols, depuis 10 grains jusqu'à 1 once et plus, dans un espace de vingt-quatre heures.

---

(1) M. Leroy d'Etiolle auquel on doit un livre rempli de faits écrits avec une sagacité et une bonne foi qu'on ne saurait trop louer, dit en parlant d'une expérience faite par Rutherfort, expérience qui consistait en des injections avec l'eau de chaux et qui avait réussi: « *On peut justement s'étonner de voir de semblables tentatives demeurer sans imitateurs après de pareils résultats.*

7° Que l'action des acides, étendus d'eau, sur la gravelle et sur la pierre de la vessie, paraît être démontrée; mais que ce genre de médication, qui ne peut avoir de bons résultats qu'entre les mains de praticiens habiles et prudens, mérite un examen attentif, examen dont les résultats, nous le pensons, permettront de faire plus tard un grand usage de ces acides qui doivent jouer un grand rôle dans les moyens de combattre certaines espèces de gravelle et de calculs. (1)

8° Que l'action de la potasse et de la soude pure, dissoutes dans l'eau, sur la gravelle et sur les calculs de la vessie, est depuis long-temps démontrée; et qu'on peut se convaincre de ce fait en lisant les observations de Fourcroy; mais que la causticité de ces oxides alcalins doit leur faire préférer les carbonates et surtout les bi-carbonates alcalins.

9° Qu'on ne peut douter des résultats qu'on est en droit d'obtenir de l'emploi des carbonates de potasse, soit contre la gravelle, soit contre les calculs; que, pour s'éclairer à cet égard, il ne faut que se reporter à ce qui a été publié à ce sujet par Mascagni, par Luiscius, par Hulne. L'examen des résultats obtenus à l'aide de ces carbonates est un encouragement pour ceux qui dans leur pratique emploient ces médicamens.

10° Que les succès répétés, obtenus avec le bi-carbonate de soude, succès qui ne sont pas tous connus, démontrent tout le parti qu'on peut tirer de l'emploi rationnel de ce médicament, que l'on doit placer en première ligne parmi ceux qui doivent être employés pour combattre la gravelle et les pierres de la vessie. Pour se convaincre de ce que nous avançons, on peut se reporter non-seulement aux observations que

(1) Un praticien distingué s'occupe en ce moment de recherches sur ce sujet; nous avons été à même de voir un malade qu'il traite par les acides et qui est en voie de guérison.

nous avons recueillies, mais encore à celles qui sont consignées dans l'ouvrage de M. Magendie, *Recherches physiologiques et médicales sur les causes, les symptômes et le traitement de la gravelle*, 2e édition, 1828, pages 116 et 124.

11° Que les eaux minérales de Vichy (1) nous paraissent le moyen le plus efficace pour combattre la gravelle et les calculs, sans que le malade soit incommodé de l'usage du médicament; que nous nous basons pour signaler ce fait sur les observations faites sur ces eaux par M. d'Arcet, sur les beaux résultats obtenus par M. Ch. Petit, sur les opinions émises par un grand nombre de praticiens du plus haut mérite, sur ce que nous avons vu à Vichy les deux fois que nous y sommes allé, enfin sur les résultats que nous avons obtenus des expériences que nous avons faites à la source en 1836.

12° Que l'eau de Vichy qui, étant prise en boisson, en bains, donne déjà lieu à des résultats qui ont été regardés comme inexplicables, en raison de la promptitude avec laquelle on les obtient, donnera sans doute lieu à des résultats plus prompts encore, lorsqu'à l'eau, prise en boisson et en bains, on joindra les injections dans la vessie, en se servant de

(1) Ces eaux avaient été implicitement distinguées des autres eaux minérales par M. Magendie qui s'exprime ainsi à leur sujet: « Quoique plusieurs eaux minérales contiennent des carbonates terreux ou alcalins et qu'elles puissent être utilement employées pour combattre la gravelle, il est difficile qu'elles puissent saturer entièrement l'acide urique à raison de la petite quantité de carbonate qu'elles contiennent; aussi leur action la plus évidente est-elle d'exciter la sécrétion de l'urine.

« Cette réflexion ne s'applique pas à l'eau de Vichy qui contient une forte proportion de bi-carbonate de soude et qui rend promptement l'urine alcaline; aussi ces eaux sont-elles maintenant un des moyens les plus efficaces employés pour combattre les affections calculeuses et particulièrement la gravelle rouge. »

la sonde à double courant de M. Jules Cloquet, et lorsqu'on entretiendra un courant d'eau alcaline. (1)

13° Que l'eau de Vichy, qui peut être prise en boisson, est un médicament qui se trouve dans les conditions demandées par Fourcroy (Voyez *le Syst. des Conn. chimiques*, t. x, p. 251). En effet, cette eau qui contient une quantité notable d'un sel alcalin (4 grammes 98 centigrammes de bicarbonate de soude sec pour 1,000 grammes d'eau), *peut cependant être facilement supportée dans la bouche, et même être prise en très grande quantité.*

14° Que bien que la rapidité du passage des boissons de l'estomac dans la vessie soit très grande, et qu'elle ait paru merveilleuse, nous pensons que la voie des injections pour combattre les calculs de la vessie serait meilleure, et nous nous appuierons de l'opinion de Fourcroy et de Vauquelin qui s'expriment ainsi : « *La voie de l'injection dans la vessie est le moyen le plus certain pour opérer cette dissolution; elle ne paraît pas devoir être suivie d'aucun danger. On a plusieurs fois injecté dans la vessie des liqueurs plus âcres et plus actives que celles que l'on propose ici* (2) ; *l'urine elle-même a souvent*

---

(1) L'opinion de M. Jules Cloquet sur les eaux alcalines ressort du passage suivant d'une lettre qui nous a été écrite par ce savant praticien, le 2 novembre 1836 : « *J'ai fait de nombreuses expériences sur le seaux alcalines avec la sonde à double courant dans le but de dissoudre les calculs; j'ai reconnu que presque tous ces calculs, à des degrés différens, étaient attaqués par ces eaux, et j'ai dans ma collection des pièces probatoires de ces essais.* »

(2) Fourcroy et Vauquelin parlaient de dissolutions alcalines affaiblies pour les calculs d'acide urique, des acides nitrique et hydrochlorique affaiblis pour les calculs de phosphate et pour ceux d'oxalate de chaux. On peut à plus forte raison appliquer le raisonnement de ces hommes illustres à une eau minérale qui chaque année est prise en boisson par des milliers de personnes.

plus d'âcreté. (Mémoire de la Société médicale d'Émulation, t. II, p. 76.)

15° Qu'il est probable que l'eau de Vichy doit être utile même après des opérations, puisque son usage peut empêcher la gravelle de se former dans la vessie, de s'y agglomérer et de devenir la base de graviers et de calculs.

16° Qu'il serait à desirer que des tentatives sur les procédés à mettre en usage pour opérer la dissolution de la pierre dans la vessie fussent mis en pratique, soit sur la demande d'un corps savant, comme l'Institut, soit sur celle du gouvernement, qui pourrait attacher à la solution de cette immense question une récompense proportionnée au sujet.

De semblables demandes feraient bientôt surgir de nouveaux faits, ameneraient de nouveaux résultats qui ne pourraient que tourner au profit de l'humanité.

Il est convenable de faire observer ici combien il serait utile que la chirurgie, qui a fait de si grands progrès, qui a fait connaître des instrumens nouveaux de la plus grande utilité, tournât ses vues sur l'invention d'instrumens à l'aide desquels un malade pourrait facilement s'injecter à plusieurs reprises et plusieurs fois par jour, un liquide quelconque dans la vessie. (1)

On conçoit toute l'utilité de semblables instrumens lorsqu'on réfléchit qu'un calcul dont la formation peut avoir été plus ou moins longue, et avoir exigé même plusieurs années pour sa formation, peut en raison de ses composans, de sa dureté, exiger, pour être disgrégé ou totalement dissous, des injections continuées pendant un laps de temps plus ou moins considérable.

---

(1) Nous apprenons qu'un praticien connu par des mémoires qui ont fixé l'attention des hommes de l'art. M. E. R..... s'occupe de recherches sur ce sujet et qu'il fait construire un appareil destiné à faire des injections dans la vessie.

On pourrait dire sans doute qu'une opération est beaucoup moins longue, et qu'il est difficile de rencontrer chez les malades toute la patience nécessaire pour suivre un semblable traitement.

Nous répondrons à ce sujet que l'espoir d'éviter une opération terrible par les douleurs qu'elle cause, par les dangers qu'elle fait courir, et par les suites et les récidives qu'elle peut faire craindre, donnera à beaucoup de malades la persévérance et de la patience nécessaires pour bien suivre un traitement dont on peut attendre des résultats à-peu-près certains si on se reporte à tout ce qui a été observé jusqu'ici. (1)

Là se terminent les observations que nous avions à faire sur la gravelle, les calculs et les corps qui peuvent les dissoudre ou les disgréger; nous pensons qu'il est cependant convenable de joindre à ce travail quelques détails : 1° sur la température des urines; 2° quelques renseignemens sur les produits qui après l'injection passent dans l'urine; 3° sur les caractères physiques et chimiques des calculs, et sur les moyens à mettre en usage pour les reconnaître; 4° enfin, sur les instrumens et réactifs dont doivent se munir les praticiens qui s'occupent de la gravelle, des calculs et du traitement des maladies causées par la présence de ces produits dans la vessie.

§ XIV. *De la température des urines.*

La température de l'urine sortant de la vessie n'ayant pas été bien déterminée, à ce que je sache, nous avions formé le pro-

---

(1) Déjà des praticiens, MM. Velpeau, Ségalas, Guersent fils, se proposent, d'après les communications que j'ai eu le plaisir de leur faire, de se livrer à des recherches sur le sujet de ce travail.

jet avec M. Ségalas d'étudier cette température. Les nombreuses occupations de ce praticien ne lui ayant pas permis de se livrer à ce travail, nous avons cru devoir nous y livrer seul, pensant qu'on pourrait tirer parti par la suite des résultats obtenus.

Nos observations ont été faites à deux époques différentes de l'année, en juin 1835 et en janvier 1836. Nous n'avons pas tenu compte de la température de l'atmosphère après avoir expérimenté pendant quelques jours, parce qu'il nous fut démontré que cette température n'influait pas sur celle des urines, et que les influences qu'on pouvait remarquer pouvaient plutôt dépendre du repos, de la fatigue, du séjour dans le lit, du changement de régime.

Voici les résultats que nous avons obtenus :

Le 2 juin, étant en bonne santé, après une course, 35°. (1)
Le 3 — matin, *id.* en sortant du lit, 33°.
Le 3 — soir, *id.* après le dîner et une longue course, 34°.
Le 4 — matin, *id.* en sortant du lit, 35° 50.
Le 4 — à 3 heures, *id.* après une longue course, 35°.
Le 5 — matin, *id.* en sortant du lit, 35° 50.
Le 5 — soir, *id.* après une longue course et fatigué, 36° 25.
Le 6 — à 4 heures, *id.* après une longue fatigue, 36°.
Le 7 — matin, *id.* en sortant du lit, 35° 25.
Le 7 — soir, *id.* après être resté dans la chambre, mais fatigué, 36° 25.
Le 8 — soir, *id.* après un jour de repos, 36°.
Le 9 — soir, *id.* après une garde, 34°.
Le 10 — jour, *id.* après une nuit passée au poste, 34°.
Le 10 — soir, *id.* après du repos, 36° 50.

(1) Nous avons employé dans toutes nos expériences le même thermomètre centigrade, fabriqué par M. Bunten.

Le 11 juin, matin, étant en bonne santé, après du repos, 36°.
Le 11 — soir, *id.* après une longue course, 36°.
Le 12 — soir, *id.* après une très grande fatigue (1), 36° 50.
Le 13 — soir, *id.* après être resté assis pendant 4 heures, mais fatigué, 37°.
Le 14 — soir, étant en bonne santé, mais fatigué par de longues courses, 35° 50.
Le 15 — matin, *id.* reposé et sortant du lit, 35°
Le 15 — soir, *id.* très fatigué, 35° 50.
Le 16 — matin, *id.* sortant du lit 35° 50.
Le 17 — soir, *id.* après un orage qui m'avait fatigué, 37°
Le 18 — soir, *id.* après un dîner en ville (2), 37°
Le 19 — matin, *id.* après un bain, 35° 25.
Le 20 — 1 heure, *id.* après un déjeuner en ville, 35° 50
Le 20 — matin, *id.* en me levant, 35°.

Observations faites en janvier.

Le 2 janvier, le matin, bien portant, sortant du lit, 35° 25.
Le 3 — matin, *id.* sortant du lit, 35°.
Le 4 — soir, *id.* fatigué, 34°.
Le 4 — matin, *id.* sortant du lit, 35°.
Le 5 — à midi, *id.* sans être sorti, 35° 50.
Le 6 — matin, *id.* fatigué, 34° 50.
Le 6 — soir, *id.* plus fatigué, 35°.
Le 7 — matin, *id.* bien reposé, 35° 25.

---

(1) J'ai remarqué que toutes les fois que je me suis fatigué, mes urines charient de l'acide urique; j'ai pu en recueillir en une seule fois 35 centigrammes (7 grains).

(2) J'ai encore remarqué qu'un changement de régime déterminait dans mes urines la proportion d'une quantité remarquable d'acide urique, qu'il en était de même lorsque j'éprouvais de fortes émotions.

Le 8 janvier, à midi, bien portant, reposé, 36.
Le 9 — matin, *id.* sortant du lit, 34° 50.
Le 10 — matin, *id.* sortant du lit, 35°
Le 11 — soir, *id.* après de longues courses, 36°.
Le 12 — matin, *id.* sortant du lit, 35° 50.
Le 12 — soir, *id.* légèrement fatigué, 35° 50.
Le 13 — à midi, *id.* après être sorti, 36°.
Le 14 — matin, *id.* sortant du lit, 35° 50.
Le 14 — soir, *id.* après un dîner en ville, 35° 50.
Le 15 — à midi, *id.* après être sorti, 36°.
Le 16 — soir, *id.* après de longues courses, 35°.
Le 17 — soir, *id.* sans être sorti, 35°.
Le 18 — matin, *id.* sortant du lit, 36°.
Le 18 — soir, *id.* après des courses, 35° 50.
Le 19 — à midi, *id.* sans être sorti, 35° 50.
Le 20 — matin, *id.* sortant du lit, 35°.

Le 21, ayant eu un léger accès de fièvre, nous avons reconnu que nos urines ne marquaient plus que 34°. Cet état maladif ayant duré quelques jours, nous ne continuâmes pas nos expériences.

Pendant que nous expérimentions sur nos urines, nous prîmes de l'urine de quelques personnes, et nous vîmes que l'urine d'une femme, malade depuis assez long-temps, marquait 34°; que celle d'un homme bien portant, âgé de cinquante-cinq ans, marquait 33° 50; enfin que celle d'un autre homme, aussi bien portant, était à 34° 50. (1)

(1) Nous avons cru reconnaître, il est vrai, d'après un petit nombre d'expériences, que les enfans rendent des urines qui sont à une température peu élevée; que chez les adultes cette température augmente; enfin, qu'elle va en décroissant chez les vieillards; mais ces expériences méritent d'être répétées.

Voulant reconnaître la température de l'urine d'une autre personne, nous priâmes M. Delcher, fils, pharmacien à Castillon (Gironde) qui était à Paris, de faire quelques expériences. Voici les résultats qu'il a obtenus.

Le 14 septembre, soir, homme bien portant, fatigué, 38º.
Le 15 — matin, *id.* sortant du lit, 38º.
Le 15 — 11 heures, *id.* après avoir travaillé, 39º.
Le 15 — soir, *id.* fatigué, 38º.
Le 16 — matin, *id.* sortant du lit, 39º.
Le 16 — 4 heures, soir, *id.* après le travail, 39º.
Le 16 — 6 heures, *id.* après le dîner, 38º 50.
Le 17 — matin, *id.* sortant du lit, 38º 50.
Le 17 — midi, *id.* après déjeuner, 38º.
Le 17 — à 4 heures, *id.* après le travail, 39º.
Le 18 — matin, *id.* sortant du lit, 38º 50.
Le 18 — à 1 heure, *id.* après le travail, 39º.
Le 18 — soir, *id.* fatigué et excès de régime, 38º.
Le 19 — matin, *id.* sortant du lit, 39º.
Le 19 — à 11 heures, *id.* après déjeuner, 38º 50.
Le 19 — à 4 heures, *id.* après le travail, 39º
Le 19 — soir, *id.* après le dîner, 38º 50.
Le 19 — à 9 heures, *id.* après le travail, 39º.
Le 20 — matin, *id.* sortant du lit, 39º.
Le 20 — à 10 heures, *id.* 39º.
Le 20 — à 11 heures, *id.* après déjeuner, 38º.
Le 20 — soir, *id.* après le travail, 39º.
Le 21 — matin, *id.* sortant du lit, 39º.
Le 21 — à 11 heures, *id.* après le repas, 38º.
Le 21 — à 2 heures, *id.* après le travail, 39º.
Le 22 — matin, *id.* sortant du lit, 39º.
Le 22 — à 11 heures, *id.* après déjeuner, 38º 50.
Le 22 — soir, *id.* après de longues courses, 38º 50
Le 23 — matin, *id.* sortant du lit, 39º.

Le 23 septemb., 11 heures,	bien portant	sortant du lit,	38° 50.
Le 24 — matin,	*id.*	sortant du lit,	39° 50.
Le 24 — 2 heures,	*id.*	après du repos,	39°,
Le 25 — matin,	*id.*	sortant du lit,	39°.
Le 25 — soir,	*id.*	fatigué, repas en ville,	39°. 50
Le 26 — matin,	*id.*	sortant du lit,	39°.
Le 26 — 9 heures,	*id.*	après le bain,	37° 50.
Le 27 — matin,	*id.*	sortant du lit,	38° 50.
Le 28 — matin,	*id.*	sortant du lit,	38° 25.
Le 28 — 3 heures,	*id.*	après avoir travaillé,	39°.
Le 28 — soir,	*id.*	après le dîner,	38° 50.
Le 29 — matin,	*id.*	sortant du lit,	38° 50.
Le 29 — soir,	*id.*	après le travail,	39°.
Le 30 — matin,	*id.*	sortant du lit,	38° 50.
Le 30 — midi,	*id.*	après le repas,	38°.
Le 30 — minuit,	*id.*	après le travail et fatigué,	39°.
Le 1er octobre, matin,	*id.*	sortant du lit,	38°.
Le 2 — matin,	*id.*	sortant du lit,	38° 25.
Le 3 — matin,	*id.*	sortant du lit,	38°.

M. Delcher a reconnu : 1° que les urines de l'un de ses amis étaient toujours à 1 degré et assez souvent à 1 degré et demi au-dessous de la température des siennes. Ainsi quand les urines de M. Delcher marquaient 39, celles de M. Ch. C... marquaient 37 et demi ou 38°. 2° Que chaque fois qu'il y avait eu fatigue, ses urines se troublaient par refroidissement et laissaient déposer une matière blanchâtre, floconneuse, qui contenait une matière cristalline, perceptible au microscope. 3° Qu'après avoir fait un repas en ville et pris des liqueurs, ses urines étaient rougeâtres et acquéraient facilement une odeur fétide. 4° Enfin que la température de ses urines augmentait toujours après le travail de cabinet.

§ XV. *Sur les substances qui passent dans l'urine.*

Un grand nombre de savans se sont occupés de rechercher quelles sont les substances qui passent dans l'urine; nous avons cru devoir exposer ici quelles sont ces substances. Nous avons eu principalement recours, pour faire cet exposé, au beau mémoire du docteur Wœhler, intitulé *Expériences sur le passage des substances dans l'urine;* ce mémoire, qui a été couronné par la Faculté médicale d'Heidelberg, contient des recherches qui sont du plus haut intérêt; mais ce travail est encore incomplet, et les expériences à faire pour compléter les données qu'on doit à Wœhler mériteraient de fixer l'attention des chimistes et des médecins. (1)

En résumé, voici ce qui a été observé, non seulement par Wœhler, mais encore par un grand nombre de praticiens français et étrangers.

Iode.

L'iode passe dans l'urine : Wœhler l'a trouvée : 1° à l'état d'hydriodate dans l'urine d'un chien qui prenait une solution alcoolique d'iode; 2° dans l'urine d'une chienne qui allaitait ses petits, et dans le lait caillé trouvé dans l'estomac d'un des petits chiens qui mourut. L'urine de ce petit chien contenait aussi de l'iode. Cantu l'a trouvé, non-seulement dans l'urine, mais encore dans la sueur, le lait, le sang (1) d'un malade

(1) On conçoit qu'un travail semblable ne peut être fait que lorsqu'un médecin d'hôpital s'entendra avec un chimiste qui s'occuperait de l'analyse de l'urine des malades qui auraient fait usage de médicamens exigés par leurs maladies. Ce travail pourrait aussi être entrepris à l'Ecole vétérinaire d'Alfort.

(1) Bennerscheidt a aussi trouvé l'iode dans le sang de ceux qui faisaient usage de ce médicament. *Journal de chimie méd.* t. xv, p. 383.

qui prenait de l'iode. M. Guibourt a indiqué la présence de l'iode dans les urines d'un jeune homme qui prenait le traitement ioduré de M. Lugol. (1)

Chlore.

Nous ne savons pas encore si le chlore et les chlorures donnés à l'intérieur passent dans la vessie, mais nous avons remarqué qu'en prenant un bain d'eau chlorurée (quatre onces de chlorure de chaux liquide et saturé pour un bain), nos urines devenaient très acides et que le papier de tournesol que nous employions était décoloré, ce qui indique la présence du chlore dans ces urines.

Silice.

Berzelius ayant annoncé la présence de la silice dans l'urine de l'homme, on fit prendre à un cheval du silicate de potasse dissous dans l'eau; quoique le cheval, sujet de cette expérience, ait été tué quatre heures seulement après l'administration du remède, on trouva de la silice dans ses urines.

Acide benzoïque.

L'acide benzoïque peut passer dans l'urine des animaux. Un chien qui avait pris un demi-gros d'acide benzoïque, ayant rendu des urines au bout de cinq heures, on reconnut que ces liquides contenaient cet acide, non à l'état libre,

---

(1) Wœhler dit que le meilleur moyen de reconnaître l'iode dans les urines consiste à mettre un peu de chlorate de potasse et d'amidon dans les urines et à faire tomber une goutte d'acide sulfurique ou d'acide hydrochlorique sur l'amidon mêlé au chlorate. Par ce procédé l'amidon devient violet et on n'a point à craindre d'avoir un excès de chlore qui transformerait l'iode en acide iodique.

mais combiné avec une base d'où il fut séparé par l'acide nitrique (Wœhler).

Il semblait que la question du passage de l'acide benzoïque dans les urines fût préjugée, puisque cet acide se trouve dans l'urine des chevaux, des chameaux, des vaches et d'autres animaux herbivores, et qu'on a reconnu la présence de l'acide benzoïque dans les fleurs du mélilot que l'on trouve dans les pâturages et dans le foin récolté dans les prés.

Les auteurs ne sont cependant pas d'accord à ce sujet: les uns regardent l'acide benzoïque comme un produit de la digestion, et à l'appui de cette opinion, ils signalent la présence de cet acide dans les urines des enfans à la mamelle. *Gilbert's annalen B.* 64, *S.* 161, rappelle qu'il a trouvé l'acide benzoïque dans l'urine du rhinocéros, et qu'il ne l'a pas trouvée dans celle de l'éléphant, quoique ces deux animaux fussent nourris avec les mêmes alimens.

Acide gallique.

Wœhler a reconnu qu'un chien de moyenne taille, qui avait pris un gros d'acide gallique et qui fut tué cinq heures après qu'il eut rejeté environ le tiers de ce qu'il avait avalé, avait peu d'urine dans la vessie; mais qu'une goutte seulement de cette urine donnait lieu à une couleur noire, lorsqu'on la mettait en contact avec le perhydrochlorate de fer.

Reil vit un calculeux qui prenait de la soude, du savon, de l'uva ursi et du quinquina et qui rendait des urines qui exposées à l'air se coloriaient en violet foncé; il attribue cette coloration à l'acide gallique contenu dans l'uva ursi; mais les expériences de Reil ne nous semblent pas concluantes.

Emmert, *Meckel's Archiv.*, reconnut qu'après l'application de la décoction d'*Angustura spuria* à la peau, l'urine que le malade rendait se colorait en vert foncé par les sels de fer. Wœhler attribue encore cet effet à la présence de l'acide gallique.

A l'article URINE, du *Dictionnaire des Sciences médicales*, on trouve le passage suivant : l'urine des personnes qui font usage de rhubarbe et de ferrugineux à-la-fois doit se colorer en noir; la cause de ce phénomène, dit l'auteur doit être attribué à la présence de l'acide gallique qui, d'après Brande, existe en grande quantité dans le *rheum palmatum*.

Acide malique et acide nitrique.

Morichini, dans les *Mémoires de la Société italienne*, en 1815, t. XVII, rapporte qu'ayant bu beaucoup de limonade, il trouva l'acide nitrique et l'acide malique en si grande quantité dans son urine, que celle-ci ne lui parut être qu'une dissolution de ces deux acides. Wœhler fait judicieusement observer que ces acides ne pouvaient point être à l'état de pureté et qu'ils devaient être accompagnés des matériaux qui ordinairement se trouvent dans l'urine.

Morichini a aussi signalé la présence des acides malique et oxalique dans les urines des personnes qui font un grand usage de la tomate, le fruit du *solanum lycopersicum*.

Acide oxalique.

Le passage de l'acide oxalique dans l'urine a été constaté : un chien qui prit à jeun deux gros d'acide oxalique donna, huit heures après, une urine qui contenait de l'oxalate de chaux.

Le passage de cet acide et des oxalates dans l'urine est bien démontré par tout ce qui a été dit par M. Magendie sur le régime des calculeux, par les observations de Laugier; enfin par cette réponse de l'auteur *des Recherches sur la gravelle*, à un malade qui lui disait : « Je mange presque toujours de l'oseille que j'aime beaucoup » : *N'en mangez plus, car cette plante renferme abondamment l'acide dont votre pierre est en partie formée.*

Acide succinique.

L'acide succinique passe dans l'urine. Un petit chien, qui prit un demi-gros (2 grammes) d'acide succinique, et qui fut tué cinq heures après, fournit une petite quantité d'urine qui était trouble et alcaline; l'acide étant saturé, le praticien rechercha l'acide succinique par l'hydrochlorate de fer, et obtint un succinate de fer qui fut ensuite décomposé et amené à l'état de succinate d'ammoniaque.

Acide tartrique.

L'acide tartrique, selon Wœhler, peut passer dans les urines; il cite à cette occasion l'expérience suivante.

Un chien prit 2 gros d'acide tartrique en poudre qui avait été mêlé avec du pain et de la viande; cinq heures après l'animal fut sacrifié; la vessie contenait environ 4 onces d'urine, qui en se refroidissant laissa déposer une quantité considérable de petits cristaux entièrement semblables aux cristaux d'oxalate de chaux; en précipitant l'urine par l'oxalate de chaux, on obtint encore une quantité plus considérable de ces cristaux; en tout, plus d'un demi-gros (36 grains).

Soumis à la calcination, ce précipité répandait l'odeur particulière des tartrates qui brûlent, et il donna pour résidu du carbonate de chaux mêlé de charbon.

L'odeur caractéristique que donnait ce produit en brûlant, le résidu obtenu de la calcination du sel cristallisé, démontre que l'on avait affaire à un tartrate de chaux.

Le passage de l'acide tartrique dans les urines, la précipitation d'un sel cristallisé analogue au sel formé par l'acide oxalique, doit porter le chimiste à faire des réflexions sur la formation des calculs d'oxalate de chaux, *les pierres murales*, et à se demander pourquoi il ne se forme pas dans la vessie de calculs ayant pour partie constituante l'acide tartrique.

On sera d'autant plus porté à se faire cette question, lorsqu'on

9

saura que la plupart des hommes qui font usage du vin, soit pur, soit étendu d'eau, prennent un liquide qui contient une assez grande quantité d'acide tartrique à l'état de tartrate acidule de potasse, de crême de tartre.

D'expériences qui nous sont propres, d'autres qui nous ont été communiquées, il résulte que sur cent analyses de vins, faites dans le but de reconnaître si le vin était falsifié ou non, la moyenne de la crême de tartre trouvée dans ces vins s'est élevée à 47 centigrammes environ, sur 2 décilitres de vin.

Le maximum produit par quelques-uns de ces vins s'est trouvé être de 90 centigrammes, tandis que le minimum ne s'est élevé qu'à 6 centigrammes.

Les vins rouges du Cher, de l'Auvergne, contiennent ordinairement de 1 gramme 30 centigrammes à 1 gramme 60 centigrammes, toujours sur deux décilitres de vin, c'est-à-dire de 6 grammes 50 centigrammes, à 8 grammes pour un litre de ce liquide.

Les vins des Ricey, qui contiennent le moins de tartre, en contiennent cependant, d'après Vauquelin, 4 grammes, 25 centigrammes par litre.

Ces réflexions nous ont porté à faire l'analyse de quelques calculs muraux, pour reconnaître si de ces calculs ne seraient pas formés de tartrate de chaux; mais dans le petit nombre de ces calculs que nous avons eus en notre possession, nous n'avons trouvé que de l'oxalate. Nous pensons cependant que ces expériences devraient être continuées, surtout dans les localités où ces calculs sont abondans, par exemple dans le royaume de Wurtemberg, où, dit-on, sur 81 calculs analysés par Rapp, il y en avait 22 d'oxalate de chaux pure, et 34 qui contenaient de cet oxalate mêlé à d'autres substances. (1)

---

(1) Wœhler dit que le tartrate acidule de potasse est converti en carbonate

Acide hydrosulfurique.

Quelques essais qui nous sont particuliers, nous ont démontré que l'acide hydrosulfurique des hydrosulfates ne passait pas dans les urines; jamais jusqu'à présent, après des bains pris dans de l'eau contenant par bain, 4 onces de sulfure de potasse, nous n'avons pu trouver la moindre quantité d'hydrogène sulfuré. Nous nous proposons de répéter ces expériences dont les résultats ne sont pas en harmonie avec ceux obtenus par divers praticiens qui ont employé des hydrosulfates.(1)

Des sels.

Un grand nombre de sels passent dans l'urine, mais le travail de Wœhler est incomplet à ce sujet.

Acétate de potasse.

L'acétate de potasse, selon Wœhler, ne passerait dans les urines qu'après avoir éprouvé une décomposition partielle. Les urines dans ce cas deviendraient alcalines.

Acétate de soude.

Le même effet, l'alcalinité des urines, a été remarqué par Wœhler : un petit chien, qui avait pris 1 gros d'acétate neutre de soude, donna des urines alcalines.

---

de potasse, et Gil Blanc dit que cette transformation a lieu pour tous les sels végétaux; déjà des expériences que nous avons tentées sur nous-même n'ont pas fourni les résultats annoncés; nous nous proposons de répéter ces essais qui demandent du temps. Ces expériences nous semblent d'autant plus utiles à faire que l'opinion de ce savant n'est pas en harmonie avec les faits observés par Laugier et par M. Magendie.

(1) Nous nous proposons, en 1837, d'avoir recours surtout à M. Bouland médecin des eaux d'Enghien, pour obtenir une solution de cette question et faire cesser cette dissidence d'opinion.

Wœhler ayant pris de l'acétate de soude, et en ayant fait prendre à de ses amis, les urines qu'ils rendirent, d'acides qu'elles étaient auparavant, avaient acquis la propriété alcaline.

Les sels végétaux qui présentent les mêmes phénomènes sont, selon Wœhler :

Le citrate de potasse.

Le tartrate de potasse.

Le tartrate acide de potasse.

Le tartrate de potasse et de soude. (1)

Borate de soude.

Ce sel passe dans l'urine, et Wœhler le retrouva dans l'urine d'un cheval qui avait pris une livre de borax en dissolution. Voici le moyen que ce praticien employa pour rechercher le borate de soude dans l'urine : l'urine fut évaporée, charbonnée et *décrépitée* avec du sel de nitre; le résidu fut ensuite sursaturé d'acide sulfurique, évaporé de nouveau et traité par de l'alcool bouillant qui brûla avec une flamme verte. Nous pensons que cette expérience n'est pas suffisante, et qu'il aurait fallu séparer l'acide borique du résidu.

Carbonates alcalins.

On a vu par tout ce que nous avons dit dans les différens paragraphes de ce travail, que les carbonates alcalins passent dans les urines et se rendent dans la vessie. Wœhler cite : 1° l'observation de Brande qui reconnut que les urines étaient alcalines six minutes après avoir pris une tasse de thé chaud, contenant en solution 2 gros de carbonate de soude;

(1) L'auteur pense qu'il est vraisemblable que tous les sels alcalins doivent se comporter de la même manière.

2° l'observation due à Bostock qui trouva alcaline, l'urine d'un malade qui prenait tous les jours 2 onces et demie de carbonate de soude.

Chlorate de potasse.

L'expérience suivante que fit Wœhler indique que ce sel passe dans les urines.

Un jeune et petit chien prit un gros de chlorate de potasse; l'animal fut tué au bout de quatre heures; l'urine, à la dose d'une demi-once, donnait par l'acide sulfurique une odeur de chlore. Cette urine, évaporée à moitié, laissa déposer, par refroidissement, du chlorate de potasse en aussi grande quantité que si on avait agi sur une solution de chlorate de potasse.

L'urine qui avait été recueillie avant la mort de l'animal contenait aussi du chlorate de potasse.

Ce sel, dit Wœhler, n'avait pas produit d'inflammation sur l'estomac; il avait paru augmenter la sécrétion urinaire et déterminé la diarrhée.

Hydro-proto-ferro-cyanate de potasse.

L'auteur cite des observations qui démontrent que ce sel passe dans les urines. Il dit qu'il a dû se dispenser de faire des expériences à ce sujet, et il fait connaître les auteurs qui ont signalé son passage dans les voies urinaires. Ces auteurs sont : 1° Wollaston, qui retrouva ce sel dans les urines d'un homme qui n'en avait pris que quelques grains en solution; 2° Marcet, qui le trouva dans l'urine d'une femme diabétique qui en avait fait usage; 3° Home, qui le découvrit dans de l'urine d'âne; 4° Magendie, qui reconnut ce sel dans l'urine des chiens auxquels il avait injecté une solution de prussiate de potasse dans les urines; 5° Tiedemann et Gmelin, qui isolèrent ce sel de l'urine des chiens qui avaient pris 1 à 2 gros du même sel; 6° Emmert et Hœring qui en démontrèrent la présence dans l'urine de chiens auxquels une solution de prussiate de potasse avait été injectée, quatre heures auparavant, dans la cavité abdominale; 7° Westrunb, qui constata la présence de ce sel dans ses urines et dans celles de lapins, de chiens et de brebis; 8° Seiler et Ficinus qui le découvrirent, après son usage intérieur, dans l'urine de chevaux, de chiens. Ces praticiens reconnurent encore ce sel, après son application à l'extérieur sur une plaie qu'avait un cheval, et chez un chien, après une injection dans la trachée-artère; 9° Wetzler qui trouva ce sel dans son urine le lendemain du jour où il en avait pris 6 grains en dissolution; ayant pris 1 gros de ce sel, il retrouva encore ce sel trois jours après l'avoir pris.

Hydroperferro-cyanate de potasse.

20 grains de ce sel furent donnés à un petit chien, qui les rendit cinq heures après dans les urines, mais de l'état de peroxide à l'état de protoxide. Ce passage d'un état d'oxidation plus avancé à un état d'oxidation moins grand s'était opéré dans les premières voies.

Hydrosulfo-cyanate de potasse.

Vogel et Sœmmering firent prendre à un chien 1 gros de ce sel; après la mort de l'animal qui succomba après vingt-quatre heures, son urine, sur laquelle on versa une solution de peroxide de fer, prit une couleur rouge-foncé qui, comme on sait, est particulière à l'hydrosulfo-cyanate de peroxide de fer.

Tiedemann et Gmelin découvrirent ce sel avec la plus grande facilité dans l'urine d'un chien qui en avait pris.

Hydrosulfates.

Wœhler dit que l'on aperçoit de l'acide hydrosulfurique dans les urines des animaux qui ont fait usage du foie de soufre; mais le fait qu'il cite d'un cheval qui avait pris une livre de foie de soufre, et qui fut sacrifié, indique que ce n'est qu'avec difficulté et en petite quantité que ce sel passe dans les urines.

Il dit aussi que Garnet avait observé que du papier trempé dans une solution d'acétate de plomb était noirci par l'urine des malades qui avaient fait usage à l'intérieur de quelque sulfure alcalin.

Ce savant dit encore qu'un chien qui avait pris du soufre donnait des urines qui, traitées par l'acide hydrochlorique, fournissaient de l'hydrogène sulfuré.

Nous avons répété une partie des expériences de Wœhler, mais nous n'avons pas trouvé d'une manière sensible qu'il y ait eu formation d'hydrogène sulfuré.

Hydrochlorate de baryte.

Tiedemann et Gmelin découvrirent ce sel dans les urines d'un cheval qui en avait pris 5 onces quatre heures auparavant. Ils remarquèrent que cet hydrochlorate était en moindre quantité dans les urines que dans le sérum des veines mésentériques.

Morichini dit l'avoir trouvé dans ses urines en le prenant à la dose de 2 gros par jour.

Nitrate de potasse.

Wœhler cite l'examen des urines d'un cheval qui fut tué quatre heures après avoir pris à jeun une solution de 5 onces de nitrate de potasse; il dit qu'on a trouvé ce sel dans ses urines.

Darwin l'a trouvé dans l'urine de l'homme qui en faisait usage. M. Reynard, pharmacien à Amiens, a aussi signalé la présence du nitre dans l'urine d'une personne qui avait pris de ce sel.

Tartrate de nickel et de potasse.

Un petit chien ayant pris un demi-gros de ce sel, les recherches que l'on fit sur son urine quatre heures après donnèrent avec l'hydrosulfate d'ammoniaque des flocons d'un brun foncé, que Wœhler pense être du sulfure de nickel.

Substances végétales.

Le même auteur a signalé, parmi les substances végétales, les suivantes comme passant dans l'urine, ou bien comme communiquant à l'urine des propriétés particulières.

1° L'*agaricus muscarius*, contient un principe particulier dont les Korèques chargent une infusion dont ils se servent en guise de boisson spiritueuse enivrante, qui, bue, communique aux urines cette même propriété d'enivrer, propriété qui serait plus forte que la propriété primitive. Ces faits annoncés dans les ouvrages et dans le *Langdorf's Reise* sont presque fabuleux, puisque l'on rapporte que les Kantschatsales et les Korèques gardent avec soin cette urine enivrante pour la boire de nouveau.

2° L'*ail*, qui, selon Voigtel et Murray, donne son odeur à l'urine, tandis que Bradner-Stuart dit que cette odeur, quoique désagréable, n'est pas celle de l'ail.

3° Les *asperges*, qui donnent aux urines une odeur repoussante, odeur qu'on remarque encore quelquefois lorsqu'on a mangé des légumes verts, des *choux*, des *choufleurs*, etc.

4° Les *baies de genièvre*, qui communiqueraient, selon quelques auteurs, aux urines une odeur analogue à celle qui est due à la térébenthine.

5° Les *betteraves rouges*, qui, d'après Barckhausen et Gruithuisen, donnent une couleur rouge à l'urine.

6° Le *castoreum*, qui communiquerait aux urines une odeur de myrrhe. (1)

(1) L'*opium*, l'*assa fœtida* et le *safran*, selon quelques auteurs, communiqueraient leur odeur à l'urine de ceux qui en prennent.

7° Les *cerises*, qui ont été employées en traitement contre l'arthritis, qui feraient passer les urines de l'état acide à l'état alcalin par suite de la décomposition d'un sel végétal qu'elles contiennent. (1)

8° La *racine de grande chelidoine*, étant fraîche, qui, prise à la dose de 2 gros, donna à l'urine une couleur d'un jaune plus foncé qu'elle ne l'était ordinairement.

9° Le *bois de campèche*, dont l'usage prolongé, selon Percival, donne lieu à des urines rouges.

10° Les fruits du *cactus opuntia*, qui colorent en rouge les urines, propriété qui, selon Wildenow, serait commune aux fruits de la plupart des cierges.

11° Les fruits du *cistus laurifolius*, qui donnent lieu à la coloration en rouge de l'urine des brebis.

12° Le principe colorant des *baies d'airelle*, qui passe dans les urines et qui peut être traité par les acides et par les alcalis; les premiers lui donnent une couleur rouge, les derniers une couleur verte.

---

(1) Chelius, connaissant cette propriété des cerises, fit, dit-on, prendre à un malade qui rendait depuis long-temps des graviers en urinant, une grande quantité de cerises, ce qui fit disparaître les graviers; l'urine ne déposait plus et ne fournissait plus d'acide urique.

Le malade soumis à ce traitement se servit plus tard avec succès, après la saison des cerises, d'une limonade de crême de tartre; à ce sujet Wœhler dit qu'il eut l'occasion de prescrire l'usage du sur-tartrate de potasse à un homme qui, depuis long-temps, rendait de temps en temps des petits calculs rénaux formés d'acide urique et qui rendait presque habituellement de l'acide urique cristallisé avec ses urines; que ce mode de médication changea la nature de ces urines, qu'elles devinrent limpides, que le malade rendit un calcul le lendemain du jour où il avait commencé ce traitement. Wœlher dit aussi que le malade, outre ce sel, faisait encore usage de beaucoup d'eau gazeuse, ce qui fait que ce résultat ne peut être attribué au sel seulement.

Les cerises noires et les mûres communiquent à l'urine une couleur analogue à celle qui lui est donnée par les baies d'airelle (*vaccinium myrtillus*).

13° La *gomme gutte*, qui, selon Tiedemann et Gmelin, prise par un cheval, en dissolution dans l'alcool à la dose d'une once, donna lieu à une augmentation sensible de la couleur jaune de l'urine.

14° La *garance*, dont l'usage prolongé de la racine communique à l'urine une teinte rouge. Deyeux et Parmentier ont observé ce phénomène sur des vaches.

Sewal dit qu'on retrouve ce principe colorant, à l'aide de la potasse, dans les urines des personnes qui ont pris des bains de mains ou de pieds dans une infusion de garance. Bradner Stuart a fait la même observation après un bain général de deux heures et demie, pris avec une infusion saturée de garance.

15° L'*huile grasse*. Un fait rapporté dans les *Commentaires de Boulogne*, t. II, part. 1, p. 218, dit que Bachetonii en retirant par le cathétérisme l'urine de la vessie d'une jeune fille qui avait une rétention d'urine, obtint le second jour de l'huile que cette jeune fille avait avalée trois jours auparavant.

Ce fait est inexplicable; car une foule d'expériences faites avec l'huile ont démontré que cette substance ne passe pas dans la vessie.

16° L'*huile de térébenthine*, qui donne aux urines une odeur de violette. Ce fait est remarquable en ce qu'il suffit d'être exposé à la vapeur de l'essence pour que ce phénomène se fasse remarquer.

17° Le *sulfate d'indigo*, qui, selon Tiedemann et Gmelin, avait coloré en bleu-verdâtre l'urine d'un cheval, qui trois heures auparavant, avait pris 1 livre de solution d'indigo dans l'acide sulfurique, solution qui avait été neutralisée par la potasse. Ce fait a été observé par MM. Seiler et Ficinus, et M. Wœhler a constaté cette observation sur un chien.

18° Les *fraises*, qui se comportent comme les cerises, et qui font passer les urines à l'état alcalin.

19° Les *prunes de Damas*, qui firent passer les urines d'une femme qui en avait mangé, à une couleur noire comme celle de l'encre.

20° Les *feuilles et les tiges de la pensée, du viola tricolor*, qui communiquent à l'urine une odeur fétide, désagréable, analogue à l'odeur de l'urine de chat.

21° Le *rob de sureau*, qui fit passer à la couleur noire l'urine d'une personne qui en prit.

22° La *racine de rhubarbe*, qui donne à l'urine une belle couleur jaune. Tiedemann et Gmelin firent cette observation sur l'urine d'un cheval qui avait avalé 6 onces de teinture de rhubarbe; Home remarqua le passage de la rhubarbe dans l'urine en dix-sept minutes; Westrunb observa aussi ce passage chez des chiens et chez des lapins; il eut lieu en dix minutes. Braduer Stuart dit que l'urine des personnes qui ont pris un bain général avec l'infusion de rhubarbe, peut passer à la couleur rouge par l'addition de la potasse.

23° La *valériane*, qui, d'après John, donne aux urines de ceux qui en font usage, une odeur de myrrhe. Wœhler a observé que cette racine communiquait aux urines d'un malade qui en prenait tous les jours, une odeur *sui generis*.

Wœhler a rangé parmi les substances qui ne passent pas dans l'urine, ou dont le passage est douteux, l'acide carbonique, le bismuth, le fer, le mercure, le plomb, le camphre, la cochenille, l'orcanette, le tournesol, l'alcool, le musc, l'huile animale de Dippel, l'éther.

Il serait à desirer qu'on étudiât l'action sur l'urine des diverses substances végétales qui ont été pendant un certain temps données comme lithontriptiques, afin de reconnaître si ces substances ne donneraient pas lieu à des phénomènes analogues à ceux qui sont communiqués à l'urine par les cerises et les fraises, qui, selon Wœhler, donnent à ces liquides la propriété de devenir alcalins.

Nous nous proposons de faire par la suite quelques expériences sur ce point.

§ XVI. *Des calculs de la vessie; leurs caractères; moyens de les reconnaître.*

Les calculs qui se trouvent dans la vessie présentent des compositions différentes, qui ont servi à les classer et à les désigner.

Les premières idées exactes sur leur composition chimique, sont dues à Schèele qui, en 1776, ayant analysé plusieurs de ces pierres, y découvrit l'acide urique, que plus tard il alla chercher dans l'urine. Schèele n'ayant agi que sur des calculs d'acide urique, il en conclut que toutes les pierres de la vessie étaient composées de cet acide.

Bergman, plus tard, ayant rencontré un calcul vésical qui contenait des phosphates, il fut établi, alors, que la composition des calculs pourrait varier.

Wollaston, en 1797, qui fit de nouvelles recherches, découvrit que les calculs de la vessie pouvaient être divisés en cinq classes distinctes : 1° *les calculs d'acide urique;* 2° *les calculs de phosphate de chaux;* 3° *les calculs de phosphate de chaux et de phosphate ammoniaco-magnésien,* qu'on a appelés *calculs fusibles;* 4° *les calculs de phosphate d'ammoniaque et de magnésie;* 5° enfin, *les calculs d'oxalate de chaux*, qu'on a aussi appelés *calculs muraux.*

Peu de temps après, Fourcroy et Vauquelin qui ne connaissaient point le travail de Wollaston (1), se procurèrent près des

---

(1) C'est à tort qu'on a cherché à enlever à Fourcroy et à Vauquelin le mérite de leur travail en disant qu'ils auraient dû avoir connaissance

médecins, des calculs au nombre de 600, et ils se livrèrent à leur analyse. Il résulta de ces recherches, qu'ils trouvèrent dans ces concrétions, non-seulement les substances indiquées par Wollaston, mais en outre, de l'*urate d'ammoniaque* et de *la silice;* ce dernier produit se trouva dans deux calculs seulement.

Proust trouva ensuite dans des calculs humains, du carbonate de chaux; la présence de ce sel fut révoquée en doute, mais les observations recueillies depuis, sont venues la confirmer. (1)

En 1810, Wollaston découvrit un nouveau principe, constituant des calculs urinaires, et il lui donna le nom d'*oxide cystique.*

Enfin, A. Marcet trouva une autre nouvelle substance, à laquelle il donna le nom d'*oxide xantique,* et il lui fut présenté un calcul composé de fibrine du sang. Les calculs d'*oxide cystique* et ceux d'*oxide xantique,* furent depuis trouvés chez divers malades, et ils ont été le sujet de recherches intéressantes. (2)

---

du travail de Wollaston, publié auparavant en Angleterre. Ces chimistes n'avaient point eu connaissance de la publication de ce travail, comme cela arrive assez souvent, et comme cela arrivait plus fréquemment dans un moment où les communications avec la Grande-Bretagne étaient plus difficiles qu'elles ne le sont; l'un des auteurs qui a tout récemment blâmé ces chimistes est tombé dans la même faute qu'eux; étranger à la France, et publiant un ouvrage sur la chimie, il a oublié de donner connaissance, ou il n'a pas connu des faits publiés et qui méritaient de fixer l'attention.

(1) M. Baron ayant remis à M. Félix Boudet une urine trouble et *jumenteuse,* provenant de l'un de ses malades, ce jeune savant reconnut que le trouble était, dans ce liquide, déterminé par la présence du carbonate de chaux. (*Séance de l'Académie royale de Médecine du 25 octobre* 1836.)

(2) Berzelius dit dans son Traité de chimie, t. VII, que Lindbergson a

D'après ce qui vient d'être dit, on voit qu'on reconnaît maintenant plusieurs espèces de calculs :

1° Les calculs d'acide urique;

2° D'urate d'ammoniaque;

3° De phosphate de chaux;

4° De phosphate de chaux et de phosphate d'ammoniaque et de magnésie;

5° Les calculs de phosphate d'ammoniaque et de magnésie;

6° Les calculs d'oxalate de chaux;

7° Les calculs qui contiennent la silice;

8° Les calculs de carbonate de chaux;

9° Les calculs d'oxide cystique;

10° Les calculs d'oxide xantique;

11° Le calcul de fibrine, signalé seulement par Marcet. (1)

Calculs d'acide urique.

Selon quelques auteurs, ces calculs ont une couleur *brune* ou *fauve*; selon d'autres, une couleur *jaune-brune* ou *rouge-brune*; mais ces couleurs ne sont pas les seules qu'affectent les

---

rencontré *l'urate de soude* parmi les substances composantes d'un calcul vésical.

(1) Fourcroy et Vauquelin ont rangé dans douze classes les calculs qu'ils ont examinés : 1° calculs d'acide urique, 2° calculs d'urate d'ammoniaque, 3° calculs d'oxalate de chaux, 4° calculs d'acide urique et phosphates terreux en couches bien distinctes, 5° calculs d'acide urique et phosphates terreux mêlés intimement, 6° calculs d'urate d'ammoniaque et phosphates en couches distinctes, 7° calculs d'urate d'ammoniaque et phosphates mêlés intimement, 8° calculs de phosphates terreux mêlés ou en couches fines, 9° calculs d'oxalate de chaux et d'acide urique en couches distinctes, 10° oxalate de chaux et phosphates terreux en couches distinctes, 11° acide urique ou urate d'ammoniaque, phosphates terreux, 12° oxalate de chaux, 13° calculs d'acide urique, d'urate d'ammoniaque, de phosphates terreux et de silice.

calculs d'acide urique, et, dans les recherches que nous avons eu l'occasion de faire sur ces calculs, nous en avons trouvé qui étaient colorés en *jaune-chamois*, en *jaune-soufre*, en *jaune-doré*, en *jaune-orangé*, en *blanc sale*, en *gris-bleuâtre*, en *rouge-brique*, en *rouge foncé tirant sur le violet*, en *rose ayant des reflets violets ;* enfin, *de cristallisés; l'un d'eux offrait de petits cristaux de couleur bleue.*

Les calculs d'acide urique varient pour la forme : leur surface est quelquefois lisse, d'autres fois elle est parsemée de mamelons arrondis ; enfin, nous en avons vu qui avaient la plus grande analogie avec les calculs d'oxalate de chaux. Les *calculs muraux :* l'intérieur de ces calculs présente, lorsqu'ils sont coupés, des couches concentriques qui ont plus ou moins d'épaisseur ; quelquefois on trouve de ces calculs, présentant dans leur intérieur, de petites cavités qui ressemblent aux cellules qu'on observe dans les os *calcinés à blanc*.

L'acide urique en général n'est jamais pur ; il est accompagné, la plupart du temps, d'urate d'ammoniaque, d'une matière colorante, d'une matière animale, et quelquefois d'une matière grasse que nous avons eu l'occasion d'observer ; mais que nous n'avons jamais trouvée en assez grande quantité pour pouvoir nous livrer à son examen d'une manière convenable. (1)

Le calcul d'acide urique, lorsqu'il est pulvérisé et traité par l'eau distillée bouillante, se dissout en petite quantité

---

(1) Cette matière, depuis que nous l'avons signalée, a été le sujet d'un travail de M. E. Barruel qui l'a trouvée dans des calculs contenant des urates et des phosphates (*V. le Journal de chimie médicale* t. VII, p. 114) ; mais ce jeune chimiste n'a pu faire toutes les expériences nécessaires en raison du peu de matière qu'il avait pu se procurer.

Cette matière est sans doute analogue à celle qui a été signalée par Duménil, comme existant dans l'urine.

dans ce liquide, et on peut l'obtenir par évaporation. Traité par la potasse ou par la soude caustique, on voit qu'il augmente de volume, qu'il forme comme une espèce de pâte qui se dissout lorsqu'on ajoute une nouvelle quantité de solution de potasse et de soude étendue d'eau, en laissant souvent pour résidu, soit une matière floconneuse, soit des dépôts qui peuvent être formés de phosphate, d'oxalate ou de carbonate de chaux (1) : on peut isoler ces flocons ou ces sels, à l'aide d'une petite pipette, lavant ensuite le résidu insoluble pour le soumettre à d'autres opérations. On remarque que, lorsqu'on opère le traitement des calculs d'acide urique par les alcalis, il y a presque toujours un dégagement d'ammoniaque.

La solution alcaline qui contient l'acide urique saturée par un acide (2), laisse déposer l'acide urique, qui se précipite d'abord sous forme gélatineuse, mais qui, bientôt, se réunit, en prenant l'apparence de petits grains qui, vus à la loupe, ont quelquefois une forme régulière cristalline.

Les calculs d'acide urique sont solubles dans l'acide nitrique (3); la solution qui a une couleur jaune, prend une belle couleur pourpre lorsqu'on l'expose à l'action d'une douce chaleur sur une petite capsule plate de porcelaine. Si l'on traite par l'eau la matière colorante pourpre, elle prend une couleur de carmin; on peut faire cette expérience à l'aide d'un très petit fragment d'acide urique, mais il faut avoir soin de ne pas employer une trop grande quantité d'acide nitrique.

---

(1) Selon Marcet un calcul d'acide urique exige pour se dissoudre 1720 parties d'eau à 15 ou 16° centigrades et seulement 1150 parties d'eau à 100° centigrades. La dissolution d'acide urique rougit le papier de tournesol.

(2) Nous avons rencontré ce sel plusieurs fois dans les calculs d'acide urique.

(3) Tous les acides et même l'acide carbonique, dit Marcet, précipitent cette dissolution.

Les calculs d'acide urique chauffés au chalumeau, après avoir été placés dans une petite coupelle de platine, ou bien chauffés dans un petit creuset de porcelaine placé au milieu de charbons ardens, donnent l'odeur de la corne brûlée, l'odeur de l'acide hydrocyanique; si les calculs sont formés d'acide urique pur, on obtient un résidu presque nul; si, au contraire, ils sont formés d'acide urique et de phosphate, on obtient un résidu plus considérable, qui est peu alcalin, qui se dissout dans l'acide nitrique sans effervescence, et qui fournit un liquide d'où l'on peut, après l'avoir filtré, précipiter le phosphate dissous par l'ammoniaque, phosphate qui se présente alors sous forme de flocons neigeux; si les calculs sont formés d'acide urique et d'oxalate, on obtient un résidu très alcalin, mais qui n'est pas soluble dans l'eau.

Les calculs d'acide urique chauffés dans une petite cornue, donnent un acide sublimé blanc, en belles lames, qu'on a désigné sous le nom d'acide *pyro-urique*, et qui maintenant est connu sous le nom d'*acide cyanurique*.

Calculs d'urate d'ammoniaque.

Ces calculs, dont l'existence a été signalée pour la première fois par Fourcroy et Vauquelin, ont été le sujet d'une polémique. W. Brande prétendait que ces calculs n'existaient pas, et que l'ammoniaque qu'on obtenait en traitant par la potasse ces prétendus calculs d'urate d'ammoniaque, provenait soit d'une portion de phosphate ammoniaco-magnésien qui se trouvait dans le calcul examiné, soit de la présence de sels ammoniacaux provenant de l'urine elle-même. Prout, par ses expériences, confirma la découverte de Fourcroy et de Vauquelin, en faisant voir l'inexactitude des assertions de Brande(1). Les calculs d'urate d'ammoniaque, qui sont rares, sont

(1) Wollaston était de l'avis de Brande et disait qu'il n'avait pu par-

ordinairement petits; ils ont une couleur qui varie du blanc au gris et qui quelquefois se rapproche de celle *café au lait;* leur surface en général est lisse, cependant on en a vu de tuberculeux; ils sont formés de couches concentriques, et ils ont une cassure terreuse. Ces calculs, comme le dit Fourcroy, sont souvent mêlés à des phosphates terreux entremêlés avec les couches d'urate d'ammoniaque.

L'urate d'ammoniaque pur, traité par la potasse, se dissout entièrement en donnant lieu à un très grand dégagement d'ammoniaque.

Soumis à l'action de la chaleur, il doit se comporter comme l'acide urique pur, c'est-à-dire ne pas laisser de chaux ni de phosphate pour résidu.

Traité par l'acide nitrique à l'aide de la chaleur, il fournit la belle couleur rouge dont nous avons parlé plus haut.

On peut séparer l'ammoniaque de l'acide urique à l'aide de l'acide hydrochlorique faible, qui forme un sel soluble avec l'ammoniaque et qui ne dissout pas l'acide urique.

Si le calcul contenait un phosphate terreux, on pourrait séparer le phosphate par l'acide hydrochlorique, qui se combinerait avec l'ammoniaque et qui dissoudrait le phosphate en laissant l'acide urique; par l'évaporation de la dissolution et par la calcination, on séparerait le sel ammoniacal qui se volatiliserait, et on obtiendrait le phosphate pour résidu.

Des calculs de phosphate de chaux.

Les calculs formés de ce sel seulement sont très rares, et Wollaston est le premier qui les ait fait connaître. Il dit que

---

venir à reconnaître l'existence de ce calcul dans ceux qu'il avait examinés. Marcet n'était pas non plus satisfait des caractères assignés à ce calcul, il dit cependant que l'urate d'ammoniaque est quelquefois sécrété par les animaux.

leur surface est polie et d'un brun clair, que lorsqu'ils sont sciés on aperçoit dans leur intérieur des lamelles régulièrement superposées, qui se séparent aisément les unes des autres, de manière qu'on peut parvenir à réduire le calcul en couches concentriques. Dans un calcul qui fut donné à ce chimiste par le docteur Baillie, la cassure transversale de chaque lamelle était striée; elle paraissait résulter de fibres parallèles qui, se rendant du côté convexe au côté concave, indiquaient une cristallisation.

Fourcroy, qui a aussi examiné ces calculs, a dit qu'ils se brisaient en éclats ou en écailles sous la scie; que quelquefois aussi au lieu d'être en couches, ces calculs présentent des granulations incohérentes, friables, faiblement agrégées les unes aux autres: ce qui semble indiquer une formation rapide par dépôt. Il signalait aussi dans ces calculs des pores, des cavités, comme dans un tissu spongieux.

Selon ces deux auteurs, ces calculs sont intimement unis à une matière animale gélatineuse.

Soumis à l'action de la chaleur, les calculs de phosphate de chaux se charbonnent en répandant une odeur de corne brûlée; calcinés au blanc et à une haute température, ils finissent par se fondre. Ce caractère sert à les distinguer des sous-phosphates de chaux; le résidu qu'on obtient après l'action de la chaleur est soluble dans les acides nitrique et hydrochlorique affaiblis sans donner lieu à une effervescence, et la solution obtenue, traitée par l'ammoniaque, fournit un précipité de phosphate de chaux.

Traités par l'acide sulfurique un peu concentré, ces calculs donnent un magma épais, formé de sulfate et de phosphate de chaux. Les calculs de phosphate de chaux ne sont pas solubles dans l'eau; traités par ce liquide bouillant, ils lui cèdent une matière animale gélatineuse, et la vapeur acquiert une odeur animale fade qui est très reconnaissable.

Fourcroy, dans son *Système des connaissances chimiques*,

a dit qu'il n'avait jamais trouvé dans les calculs blancs, ou dans les couches des calculs de la même couleur, le phosphate acide de chaux que Brugnatelli disait y avoir rencontré.

Les calculs de phosphate de chaux se dissolvent sans difficulté dans les acides nitrique et hydrochlorique, même étendus d'eau, et laissent pour résidu de la matière animale que l'on peut séparer et qui quelquefois contient une petite quantité de matière grasse et des traces d'acide urique.

Des calculs de phosphate de chaux et de phosphate ammoniaco-magnésien.

Ces calculs sont crétacés et terreux; ils offrent parfois de petites cavités qui contiennent des cristaux brillans de phosphate ammoniaco-magnésien, mais rarement on aperçoit des lames dans leur intérieur; chauffés au chalumeau, ils se fondent avec une très grande facilité : c'est ce qui leur a fait donner le nom de *calculs fusibles*. Si on les chauffe, ils noircissent et laissent dégager de l'ammoniaque avant de se fondre, soumis à l'action de l'acide acétique étendu d'eau, on peut en extraire presque tout le sel magnésien, tandis que la plus grande partie du sel calcique reste; l'acide hydrochlorique les dissout avec facilité; l'oxalate d'ammoniaque, versé dans la dissolution neutralisée autant que possible, en précipite la chaux, et l'ammoniaque qu'on y ajoute ensuite détermine un précipité de phosphate ammoniaco-magnésien; la proportion dans laquelle se trouvent le phosphate de chaux et le phosphate ammoniaco-magnésien change la fusibilité de ces calculs : lorsque le phosphate de chaux prédomine, la fusibilité est diminuée, et ils peuvent devenir infusibles; si le sel magnésien prédomine, ils sont plus difficiles à fondre, mais ils ne sont pas infusibles. Quelquefois ces calculs contiennent de l'urate de chaux. On peut en séparer l'acide urique par un alcali, précipitant la solution alcaline par un acide, l'acide hydrochlorique qui, en saturant l'alcali, donne lieu à la précipitation de l'acide urique.

Des calculs de phosphate ammoniaco-magnésien.

Ces calculs sont en couches lamelleuses, spathiques, demi transparentes, dures et cohérentes; ils se scient très bien et ils ne se brisent point comme le phosphate de chaux; la poudre qu'on en obtient au moyen de la scie est fine, douce sous le doigt, d'une couleur blanche éclatante; elle diffère de la poudre qu'on obtient du phosphate calcaire, qui est grossière, d'un blanc sale et sans éclat; ce sel a une saveur douçâtre et fade; il est un peu soluble dans l'eau.

Quelquefois on trouve le phosphate ammoniaco-magnésien sous forme de lames carrées, chatoyantes, qui sont disséminées dans les cavités d'autres produits calculeux.

Les acides dissolvent facilement ces calculs; les alcalis précipitent la dissolution acide en donnant lieu à un précipité qui présente les caractères du phosphate ammoniaco-magnésien.

Traités par la potasse caustique, on en dégage l'alcali volatil; soumis à l'action de la chaleur, il y a dégagement d'ammoniaque. Ils noircissent par suite de la carbonisation de la matière animale qu'ils contiennent; ils passent ensuite à la couleur grise et ils finissent par se fondre en un émail qui, mêlé à un peu de nitrate de cobalt, prend une belle couleur rouge.

Des calculs d'oxalate de chaux.

Les calculs d'oxalate de chaux ont le plus souvent une surface inégale qui a été comparée à celle du fruit de mûrier, d'où leur vient le nom de calculs mûraux. Leur couleur varie; elle est quelquefois marron, rouge-foncé, grise, brune, verte, noire. Cette coloration a été attribuée par Marcet au sang répandu sur ces calculs lors de leur formation par suite de l'irritation déterminée par les tubercules dont ces calculs sont hérissés (1). Quelquefois ces calculs sont petits, d'une couleur blanche ou jaune-clair, formés de cristaux à arêtes tranchantes, agrégés assez fortement entre eux ; d'autres fois ils sont lisses et peu colorés. Soumis à l'action de la chaleur, les calculs d'oxalate de chaux se boursouflent, se charbonnent en répandant une odeur de corne brûlée; si on chauffe fortement le résidu, on obtient de la chaux caustique qu'on peut amener à l'état de chaux hydratée avec une petite quantité d'eau. Cette chaux réagit sur le papier de tournesol à la manière des alcalis, mais sans se dissoudre, puisqu'elle n'est soluble que dans une très grande quantité d'eau.

Réduits en poudre et mis en contact avec l'acide hydrochlorique, ils sont dissous; si on fait évaporer la liqueur, l'oxalate de chaux se sépare et se dépose sous forme de petits cristaux aciculaires. Si, au lieu de traiter la poudre par l'acide hydrochlorique, on la met en contact avec la potasse caustique, on peut en extraire une partie de la matière animale sans altérer l'oxalate de chaux; si, au lieu de se servir de potasse, on a employé le carbonate, l'oxalate est décomposé, il y a formation de carbonate de chaux qui se précipite et d'oxalate de potasse qui reste en dissolution, sali par la matière animale.

Si le calcul d'oxalate de chaux contient de l'acide urique ou un urate, on dissout cet acide, soit libre soit combiné, à l'aide de la potasse, et on précipite par un acide.

Des calculs qui contiennent de la silice.

La silice est rare dans les calculs; Fourcroy et Vauquelin ne l'ont trouvée que dans deux calculs sur six cents qu'ils ont examinés. L'un de ces calculs encore ne contenait que très peu

(1) Berzelius attribue la coloration de ces calculs à la matière animale qui se précipite de l'urine avec les sels de chaux peu solubles.

de silice; l'autre contenait un noyau ayant de la ressemblance avec un calcul mûral; ce noyau contenait 34 centièmes de matière animale et 66 centièmes de silice. Les auteurs signalent aussi du gravier qui contenait de la silice, trouvé par Venables dans l'urine d'une femme. (1)

Selon Fourcroy, les calculs siliceux contiennent, outre la silice, du phosphate de chaux et une matière animale analogue à celle qui se trouve dans les calculs d'oxalate; ils sont durs, difficiles à scier et à réduire en poudre; leur poussière est dure sous les doigts; elle raie les surfaces métalliques sur lesquelles on la frotte.

Les calculs siliceux, exposés à l'action de l'eau distillée bouillante, ne lui cèdent presque rien; les acides en séparent une petite quantité de phosphate calcaire qui ne se sépare cependant qu'avec difficulté de la silice. Les alcalis, les carbonates alcalins à l'état de solution, n'ont pas d'action sur ces calculs; ils ne les dissolvent pas et enlèvent seulement une petite quantité de matière animale.

Leur caractère distinctif peut être tiré : 1° de la calcination qui leur fait perdre le tiers de leur poids en laissant un résidu qui ne présente pas les caractères de la chaux caustique; 2° de l'examen du résidu qui, chauffé et fondu dans un creuset d'argent avec quatre fois son poids de potasse à

---

(1) Des médecins anglais qui ont eu l'occasion de voir des collections nombreuses de calculs urinaires et d'établir les proportions dans lesquelles on rencontre les calculs, n'ont point signalé dans leur statistique les calculs siliceux, ils ont établi que sur mille pierres il y en avait 1° 372 formées d'acide urique seul ou mêlé à de faibles quantités d'urate d'ammoniaque, et d'oxalate ou de phosphate de chaux, 2° 253 de phosphate terreux, de calculs fusibles, 3° 233 de pierres formée des couches alternatives d'acide urique, d'oxalate de chaux et de phosphate terreux, 4° 142 de pierres formées d'oxalate de chaux.

l'alcool, donne un produit qui, traité par l'eau aiguisée d'acide muriatique, puis évaporé, fournit une matière gélatineuse qui, évaporée de nouveau et reprise par l'eau, présente tous les caractères de la silice.

Des calculs de carbonate de chaux.

Ces calculs, qui sont rares chez l'homme, sont fréquens chez les animaux herbivores. Lorsqu'ils proviennent de la vessie de l'homme, ils varient pour la couleur qui est dans divers calculs, blanche, grisâtre, jaune, rouge, et quelquefois brune; le carbonate de chaux dans ces pierres y est toujours combiné avec une matière animale à laquelle il doit sa couleur; soumis à l'action du feu, ils noircissent, se charbonnent en répandant l'odeur de l'huile animale de Dippel; chauffés plus fortement, ils laissent pour résidu de la chaux caustique.

Les calculs de carbonate de chaux, mis en contact avec de l'acide hydrochlorique, se dissolvent dans cet acide en donnant lieu à un dégagement d'acide carbonique qui se fait avec effervescence.

Proust a trouvé un calcul formé de carbonate de chaux ne contenant que des traces d'urate de chaux. Un autre calcul, signalé par le même chimiste, contenait 80 parties de carbonate de chaux et 20 parties de phosphate de chaux sans trace d'acide urique. Cooper, Prout, Smith ont aussi trouvé de ce carbonate dans les pierres de la vessie (1). Enfin,

(1) Berzelius dit qu'il est probable que le carbonate de magnésie existe dans les calculs de carbonate de chaux et que si on ne le trouve pas, c'est qu'on ne pousse pas assez loin les recherches à ce sujet; il cite l'analyse d'un calcul faite par Lindbergson qui trouva dans cette pierre 9,77 d'urate de soude, 34,74 de phosphate de chaux, 38,35 de phosphate ammoniaco-magnésien, 3,14 de carbonate de chaux, 2,55 de carbonate de magnésie, 2,55 de matière animale. On trouve encore dans les calculs uri-

Frommherz a fait l'analyse d'un calcul qu'il trouva composé : 1° de 0,91 de carbonate de chaux ; 2° de 0,03 de phosphate de chaux ; 3° de 0,04 de matière animale et de matière colorante brune, avec traces d'oxide de fer. Ce calcul avait pour noyau un fragment de quarz.

Des calculs d'oxide cystique.

La découverte de l'oxide cystique date de 1810. Elle est due à Wollaston qui rencontra ce corps dans un calcul que lui remit le docteur Reeve de Norvich. Peu de temps après, un calcul de la même composition fut signalé parmi la collection de calculs de l'hôpital de Guy. En 1820, Marcet eut l'occasion d'examiner un calcul d'oxide cystique qui provenait de M. Birwitt, libraire, âgé de trente-trois ans, et qu'on avait opéré (1). Plus tard il vit : 1° de ces calculs qui avaient été extraits des reins après l'autopsie de M. W. L..., âgé de trente ans, qui mourut avec tous les symptômes de calculs mûraux ; 2° de semblables calculs qui furent trouvés aussi dans les reins, après l'autopsie du frère de M. W. L.

Le calcul d'oxide cystique est insoluble dans l'eau, les acides acétique, tartrique, citrique et dans le sous-carbonate d'ammoniaque ; il est soluble dans les acides hydrochlorique, nitrique, sulfurique, phosphorique et oxalique, dans la potasse.

Les combinaisons de l'acide cystique, cristallisent en aiguilles déliées partant d'un centre. Ces cristaux se dissolvent dans l'eau ; on peut précipiter l'oxide cystique de ces solutions, par le sous-carbonate d'ammoniaque.

---

naires le carbonate d'ammoniaque, que nous y avons rencontré plusieurs fois ; mais s'était-il formé pendant le séjour de la pierre dans la vessie ou après son extraction ? C'est ce qu'on ne peut préciser.

(1) M. Birwitt avait rendu plusieurs petits calculs de même nature que celui qu'on retire de la vessie.

Les composés qu'ils forment avec les alcalis, sont en petits cristaux grenus.

Les calculs d'oxide cystique, soumis à l'action de la chaleur à l'aide du chalumeau, brûlent avec une flamme d'une couleur vert-bleuâtre sans se fondre, mais en répandant une odeur particulière et très vive, qui a de l'analogie avec l'odeur du cyanogène ; le résidu (les cendres) se résout si on élève la température en une masse d'un blanc grisâtre.

Calculs d'oxide xantique.

Le calcul d'oxide xantique fut découvert par M. Marcet, puis examiné par Laugier, il est ordinairement sphérique, très petit, d'un tissu dur, compacte, lamelleux, d'une couleur jaune-brun ; réduit en poudre et mêlé à la potasse caustique, sa couleur prend plus d'intensité. Exposé à l'action de la chaleur, il pétille, se fend en petits morceaux, devient noir, brûle en laissant pour résidu une cendre blanche. Pendant la carbonisation, il répand une odeur de matière animale, *sui generis*, qui n'a pas de ressemblance avec l'odeur qui se dégage lorsqu'on brûle les calculs d'acide urique et les calculs d'acide cystique.

Réduit en poudre et traité par l'eau à 100°, il se dissout en partie et fournit un liquide qui rougit le papier de tournesol; la liqueur décantée se couvre, après qu'elle est refroidie, d'une membrane blanche floconneuse qui, en se déposant graduellement, forme une incrustation de la même couleur ; et, si on passe une baguette sur les parois du vase de verre qui contient cette liqueur, il se produit sur les parties où on a passé la baguette, des lignes blanches, semblables à celles qu'on obtient lorsqu'on fait la recherche de la magnésie en se servant du procédé de Marcet.

Le calcul d'oxide xantique est soluble dans la potasse caustique, dans l'ammoniaque et dans le sous-carbonate alcalins.

On peut le précipiter de sa dissolution dans la potasse, par l'acide acétique, neutralisant avec soin la liqueur.

Il est soluble dans les acides minéraux; mais sa dissolution s'opère moins promptement que par les alcalis. La solution nitrique de l'oxide xantique évaporée, au lieu de fournir comme celle de l'acide urique, une couleur rouge, fournit une couleur jaune-citron. Le résidu, repris par l'eau, donne lieu à une solution colorée en jaune; cette coloration disparaît lorsqu'on l'ajoute à la dissolution aqueuse. Si, au lieu d'un acide, on ajoute un alcali, elle se colore en rouge; cette coloration est plus ou moins intense, selon que la potasse est plus ou moins étendue. Si on fait évaporer cette liqueur rouge, elle passe à la teinte *cramoisie*, qui disparaît si on ajoute de l'eau; alors la liqueur reprend une couleur jaune.

Marcet a fait remarquer, et Laugier a confirmé cette remarque (*V. le Journ. de Ch. médicale, t.* v, *p.* 513), qu'il est nécessaire, pour obtenir toutes ces variations de couleur, de faire réagir l'acide nitrique sur la substance calculeuse; en effet, si on traite cette substance lorsqu'elle est pure et déposée dans l'eau, par de la potasse, les changemens de couleur n'ont pas lieu.

L'acide xantique est insoluble dans l'alcool et dans l'éther, il n'est soluble qu'en partie dans l'acide acétique; il est insoluble ou à-peu-près dans l'acide oxalique (l'oxide cystique est soluble dans cet acide).

Il paraît être insoluble dans le bi-carbonate de potasse et dans le carbonate saturé d'ammoniaque. Il est moins soluble que l'oxide cystique dans les acides.

Les calculs d'oxide xantique, examinés par Laugier, avaient été rendus par un malade qui s'était confié aux soins de M. Stanislas Laugier, fils de l'habile chimiste.

Des sédimens rendus par l'urine, de la gravelle.

On a donné le nom de *sédiment* aux dépôts qui passent

avec l'urine et qui la rendent trouble, et celui de gravelle aux produits qui se déposent en se séparant avec facilité de l'urine, et en affectant souvent la forme de petits cristaux, quelquefois, celle de fragmens agglomérés les uns aux autres; enfin, quelquefois encore, celle de petits calculs formés de plusieurs couches.

Les sédimens et la gravelle sont formés de différentes substances:

1° d'acide urique;
2° d'urate d'ammoniaque;
3° de phosphate de chaux;
4° de phosphate de chaux et de phosphate de magnésie;
5° de phosphate ammoniaco-magnésien;
6° d'oxalate de chaux;
7° d'oxide cystique. (1)

On a donné le nom de *gravelle rouge*, à la gravelle composée d'acide urique, gravelle qui se comporte avec les agens chimiques comme les calculs d'acide urique.

Celui de *gravelle blanche*, au produit formé le plus souvent de phosphate de chaux et quelquefois seulement de carbonate de chaux. On sait que les caractères de la gravelle formée de phosphate de chaux, sont de se dissoudre dans l'acide nitrique ou hydrochlorique faible, sans effervescence, et de fournir une dissolution dont on précipite le phosphate par l'ammoniaque; tandis que celle de carbonate, se dissout avec effervescence et donne une solution qui n'est pas précipitée par l'ammoniaque.

Celui de *gravelle pileuse*, à un produit blanc dans lequel on aperçoit des poils; ce produit a été examiné par Pelletier

(1) Tous ces sédimens contiennent la plupart du temps du mucus animal; on y rencontre quelquefois aussi du carbonate de chaux.

qui y a reconnu une assez grande quantité de phosphate de chaux, une petite quantité de phosphate de magnésie, et des traces d'acide urique.

Celui de *gravelle grise*, au produit qui est formé de phosphate ammoniaco-magnésien, de matière animale et de traces d'acide urique.

Celui de *gravelle jaune*, à un produit qui a été analysé par M. Desprez, qui l'a trouvé composé d'oxalate de chaux presque pur.

Celui de *gravelle transparente*, au produit formé d'oxide cystique.

Les procédés à mettre en pratique pour reconnaître la nature des sédimens de l'urine et celle de la gravelle, sont les mêmes que ceux qui ont été indiqués pour les calculs ; c'est-à-dire l'emploi de la chaleur, de l'eau, des alcalis, des acides, etc., etc.

Des instrumens et réactifs, nécessaires aux praticiens qui veulent faire l'essai des sédimens, de la gravelle et des calculs.

Nous avons cru devoir faire connaître ici les instrumens et ustensiles qui sont nécessaires aux praticiens qui voudraient faire l'analyse des sédimens, de la gravelle et des calculs. Ces objets sont les suivans :

Un petit mortier d'agate et son pilon.
Un petit fourneau.
Un petit creuset d'argent.
Une petite coupelle en platine (ou *une feuille de platine*).
Une petite scie.
De petites capsules plates de porcelaine.
De petits creusets de porcelaine.
De petites cornues en verre.
Un chalumeau.
De petites fioles de verre blanc.

De petits entonnoirs en verre.
De petites pipettes.
Des verres à expérience.
Des baguettes.
Un flacon d'eau distillée.
Une boîte à réactifs, contenant les réactifs usités et particulièrement :
De l'alcool.
De l'éther.
De l'acide nitrique.
De l'acide hydrochlorique.
De l'acide sulfurique.
De l'acide acétique.
De l'acide oxalique.
De la potasse à l'alcool.
De la soude à l'alcool.
De l'ammoniaque.
Une dissolution de sous-carbonate de soude.
— de bi-carbonate de potasse.
— de carbonate saturé d'ammoniaque.
— de sous-carbonate de soude.
— de phosphate de soude.
— de noix de galles.

§ XVII. *Des moyens indiqués pour reconnaître la nature des calculs contenus dans la vessie.*

Comme le dit Fourcroy, dans son *Système des connaissances chimiques*, *t.* x, *p.* 252, on n'a que peu de moyens de reconnaître à l'extérieur quelle est la nature d'un calcul contenu dans la vessie; le cathétérisme annonce bien à-peu près le volume, la dureté, la surface unie ou raboteuse et hérissée du calcul; mais, il ne dit rien sur sa composition (1). Aucun

(1) On a cependant établi, comme nous le dirons plus tard, que l'on

symptôme jusqu'ici ne fournit de notion sur cet objet, et des recherches ultérieures sur cet objet seraient de la plus grande utilité.

Fourcroy a cependant proposé divers moyens, qui sont :

1° L'examen chimique de l'urine des calculeux. Ce savant chimiste a vu, et nous avons eu l'occasion de nous assurer de la vérité de son observation, que l'urine de calculeux dans laquelle il y avait absence presque totale d'acide urique, indiquait que les calculs qui s'étaient formés, étaient dus à cet acide.

Ayant eu l'occasion d'examiner l'urine de deux calculeux, l'auteur du système des connaissances chimiques a reconnu, que ces urines ne contenaient presque point d'acide urique, et il en avait conclu que les calculs formés étaient composés de cet acide. L'un de ces calculeux étant mort de vieillesse, de misère et d'épuisement, on fit l'autopsie de son cadavre, et on trouva en effet dans sa vessie un calcul d'acide urique.

2° L'examen chimique de la gravelle et des graviers, rendus avant ou depuis les symptômes de la présence du calcul dans la vessie, peut donner des indices sur la nature de ce calcul. Fourcroy dit encore, qu'on peut s'aider dans ses recherches, en examinant s'il y en avait, les calculs rendus ou extraits de la vessie des parens d'un calculeux, pères, enfans ou frères; il se base en cela sur ce qu'il est permis de croire, que la disposition à la pierre peut être héréditaire dans une famille, et que par des circonstances particulières aux familles, la matière calculeuse peut y être commune et de la même nature.

3° L'emploi d'injections et l'examen des liquides ayant servi aux injections, après qu'ils ont séjourné plus ou moins

---

pourrait, à l'aide de la sonde, obtenir quelques indices sur la nature des calculs contenus dans la vessie.

long-temps dans la vessie. Fourcroy, dans ce cas, dit : 1° que lorsqu'on a employé de l'eau chargée de soude ou de potasse, on doit recueillir cette eau, puis l'examiner après l'avoir laissé refroidir et après l'avoir filtrée ; 2° que l'eau contenant une petite quantité de soude, de potasse, donnera par l'acide hydrochlorique, un précipité blanc d'acide urique, si l'injection a réagi sur un calcul d'acide urique ou d'urate d'ammoniaque, calculs qui forment au moins un tiers des calculs qu'on rencontre dans la vessie ; 3° que cet essai, poursuivi pendant plusieurs jours de suite, doit faire connaître la nature des calculs.

Nous pensons, d'après ce que nous avons vu, que les injections prolongées faites avec une eau alcaline (l'eau de Vichy), portée à la température de la vessie, peut remplacer la solution de soude ou de potasse, conseillée par Fourcroy ; nous pensons en outre, que la propriété que nous avons reconnue à cette eau, de disgréger les calculs de phosphate, peut fournir par l'examen des eaux, après des injections pratiquées pendant plusieurs jours, des caractères qui permettraient de reconnaître si les calculs contenus dans la vessie, sont formés de phosphates. Elle nous semble d'autant plus convenable à cet usage, qu'elle contient de l'acide carbonique, et que M. Thenard a démontré que le carbonate et le phosphate de chaux sont solubles dans l'acide carbonique. (V. le *Mémoire sur la préparation des phosphates de soude et d'ammoniaque, t.* XXXIX *des Annales de chimie, page* 272 *et suivantes*).

On peut cependant, comme l'a dit le savant que nous commentons, si les calculs n'étaient point attaqués par les injections avec l'eau alcaline, essayer des injections avec de l'eau

---

(1) Fourcroy dit qu'on peut faire les injections à l'aide d'une seringue d'étain à laquelle s'adapterait une sonde de gomme élastique, nous pensons que la sonde de M. J. Cloquet est préférable.

aiguisée d'acide hydrochlorique, ou avec de l'eau aiguisée d'acide nitrique (nous préférerions l'eau aiguisée avec le premier de ces acides), eau qui devrait être préparée de telle manière que, mise dans la bouche, elle ne devrait pas affecter cet organe (1); dans ce cas, il serait nécessaire d'examiner les eaux provenant de l'injection avec de l'ammoniaque, pour reconnaître si elles se sont chargées de phosphate, dont les dissolutions donnent par cet alcali, un précipité facile à reconnaître, en ce qu'il est floconneux et léger, et en ce qu'il se redissout dans les acides, sans donner lieu à de l'effervescence.

On a dit que la méthode de Fourcroy ne pouvait faire connaître que la nature de la couche superficielle du calcul, et ne pouvait rien apprendre sur sa composition intérieure; on peut cependant dire qu'on peut, en examinant les liqueurs des injections, reconnaître si la nature des couches changent pendant le traitement; car, supposons qu'on agisse sur un calcul dont la première couche serait composée d'acide urique, et la seconde de phosphate de chaux. Le calcul de phosphate fournira ensuite des parcelles de phosphate, qui seront entraînées par les urines, parcelles qui ne doivent pas échapper à l'œil de l'observateur.

Aux indications données par Fourcroy, nous pensons, et c'est aussi l'opinion de Prout, qu'on peut penser que l'examen des dépôts qui se forment dans l'urine de beaucoup de calculeux, peut encore donner des indices; ces dépôts sont fréquens, mais ils sont trop rarement examinés.

On a cherché à tirer de l'emploi de la sonde des indices sur la nature des calculs; et, d'expériences faites, on a déduit les conséquences suivantes:

---

(1) L'expérience faite par M. Magendie, à l'aide de l'eau aiguisée d'acide sulfurique, nous permet de croire que l'emploi de l'eau aiguisée d'acide hydrochlorique, préparée dans les conditions que nous avons indiquées, pourait être administrée sans accident.

1° Lorsqu'un calcul produit un son clair par la percussion; lorsqu'en parcourant sa circonférence avec une sonde droite, on reconnaît qu'il est de moyenne grosseur, qu'il n'est pas hérissé d'aspérités marquées; enfin, qu'il est lisse, on pourra supposer qu'il est formé d'acide urique ou d'urate d'ammoniaque.

2° Si, avec la sonde on obtient un son clair; si on reconnaît que ce calcul est d'une grosseur peu considérable, on pourra être porté à croire, que le calcul qui présente ces caractères, est formé d'oxalate de chaux.

3° Enfin, si la sonde donne lieu à un son plus mat et plus sourd, comme si l'on frappait sur une masse platreuse, on peut présumer que le calcul sur lequel a porté la sonde est un calcul de phosphate.

Ces caractères ont été considérés comme n'étant pas assez tranchés; nous pensons cependant qu'on pourrait y avoir égard, si ces recherches étaient faites par un praticien qui se serait exercé à ce genre d'opération.

Prout a dit que l'analyse de l'urine et des sédimens qui se déposent dans ce liquide, que les symptômes morbides qui se font remarquer, peuvent donner des indices sur la nature des calculs. Il a formulé de la manière suivante les conséquences qu'on peut tirer des observations faites sur ce sujet :

1° Que les urines des personnes affectées d'un calcul formé d'acide urique se présentent avec une couleur foncée, que leur poids spécifique est plus grand que celui des urines d'un homme sain; qu'elles laissent presque toujours déposer un sédiment rougeâtre, cristallisé, formé d'acide urique qui devient plus abondant lorsque la douleur et l'irritation existent; que dans ce cas elles se trouvent mêlées avec d'autres sédimens qui sont pulvérulens et avec du mucus; mais que cette dernière substance est bien moins abondante lorsque le malade est affecté d'un calcul d'acide urique, que dans les cas où le calculeux est atteint d'une autre espèce de calcul;

que cette urine qui, parfois, au moment de son évacuation est opaque, devient transparente après quelques instans de repos. (1)

2° Que les calculs d'acide urique donnent lieu à des symptômes moins redoutables que ceux occasionés par les autres espèces de calculs, de façon qu'ils peuvent demeurer dans la vessie un plus ou moins long espace de temps sans que rien, pendant la vie des malades, fasse soupçonner leur présence dans la vessie. (1)

3° Que les calculs composés de phosphate ne peuvent exister long-temps dans la vessie sans produire tous les symptômes qui décèlent les affections calculeuses, c'est-à-dire en donnant naissance non-seulement à des douleurs très vives, mais encore à des altérations dans l'ensemble de la constitution; de sorte que ceux qui sont habitués à voir des malades atteints de ce calcul peuvent les reconnaître à la simple expression de leur physionomie; que l'urine de ces calculeux est en général abondante, qu'elle est d'une faible densité, légèrement opaque, et ayant de l'analogie pour l'aspect avec le petit-lait; que ce liquide laisse précipiter les phosphates sous forme d'un sédiment pulvérulent, de couleur jaunâtre, qui est mêlé d'une certaine quantité de mucus; enfin, que

---

(1) Les caractères indiqués par Prout comme étant ceux de l'urine des personnes qui ont des calculs d'acide urique, ne sont pas ceux que Fourcroy a observés; ils ne sont pas non plus en rapport avec nos observations. Ces différences démontrent combien il est utile de faire de nouvelles recherches sur ce sujet.

(2) Cette opinion, comme celle qui précède, n'est pas confirmée par les faits. En effet, Richerand dit dans sa Nosologie chirurgicale, que des calculs de phosphate ammoniaco-magnésien et d'oxalate de chaux, d'un volume assez considérable, ont été trouvés chez des sujets qui, pendant leur vie, n'avaient point eu de soupçon de la présence de ces calculs dans leur vessie.

cette urine passe par tous les degrés de la décomposition alcaline et putride, en exhalant une odeur infecte.

Les observations que nous avons été à même de faire sur l'urine de sujets calculeux nous ont démontré que les phénomènes signalés par Prout pour les sujets qui ont des calculs de phosphates, ne se présentent pas dans tous les cas; nous nous proposons, lorsque l'occasion s'en présentera, de faire encore de nouvelles recherches sur ce sujet.

4° Que les urines des sujets qui ont des calculs d'oxalate de chaux sont ordinairement claires et n'entraînent point de sable ni de graviers; que l'oxalate de chaux ne se présente jamais seul, sous forme de sédiment pulvérulent, et qu'on ne l'observe que très rarement sous forme de graviers cristallisés. Nous avons été cependant à même de reconnaître dans deux circonstances la présence de l'oxalate de chaux mêlé à du mucus, dans des sédimens qui nous avaient été remis pour les examiner.

M. Leroy d'Étiolle, qui a aussi traité la question, dit: 1° que lorsque les calculs se brisent dans la vessie par suite de circonstances qui ne peuvent être déterminées, on peut alors expérimenter sur les fragmens de calcul entraînés par les urines, et s'assurer ainsi de la nature des pierres auxquelles ils ont appartenu. 2° Que pour reconnaître dans la vessie un calcul d'oxide cystique, il suffirait de faire une injection avec de l'eau aiguisée d'acide citrique ou d'acide acétique qui dissoudrait de cet oxide, et de recueillir les eaux provenant de l'injection pour les traiter par la chaux ou par un alcali avec lequel cet oxide formerait de petits cristaux granulaires. On pourrait encore précipiter l'oxide cystique contenu dans ces injections par le carbonate neutre d'ammoniaque qui ne redissout pas cet oxide, même lorsqu'il y a excès de ce sel.

Ce savant praticien dit aussi qu'on peut arriver à cette connaissance d'une manière plus certaine, lorsqu'on peut faire usage d'un instrument nommé *lithoprione*, à l'aide duquel on saisit la pierre, on l'isole des parois de la vessie, et on la perfore de part en part au moyen d'une tige d'acier, terminée par une petite scie circulaire. Cette tige qui est creuse rapporte dans sa cavité une portion de la pierre, en se conduisant de la même manière que le font les sondes dont on se sert pour examiner la nature de la pâte qui constitue une forme de fromage de Gruyère. M. Leroy dit en outre que lorsqu'on peut faire usage de cet instrument, ce qui peut se faire dans la plupart des cas, on peut alors analyser le calcul couche par couche, depuis sa superficie jusqu'à son noyau.

On doit cependant dire qu'il est des sujets chez lesquels on ne pourrait employer ce mode d'exploration; car il peut arriver qu'un spasme, que la sensibilité extrême de la vessie, que l'impossibilité de saisir le calcul, etc., apportent à son emploi un obstacle insurmontable.

Le lithoprione a été décrit avec figures dans l'ouvrage de M. Leroy d'Étiolle, *Exposé des divers procédés*, etc.

NOTES.

I.

Analyse de l'eau de Vinca.

(V. la lig. 17 de la p. 26.)

Cette eau contient, par litre :

1°	Glairine,	0,gr. 0066.
2°	Hydrosulfate de soude,	0, 0259.
3°	Carbonate de soude,	0, 0788.
4°	Sulfate de soude,	0, 0443.
5°	Chlorure de sodium,	0, 0331.
6°	Silice,	0, 0448.
7°	Sulfate de chaux,	0, 00305.
8°	Carbonate de chaux,	0, 00395.
9°	Carbonate de magnésie,	0, 00035.

(*Anglada*, tom. 1er, p. 339.)

II.

Analyse de l'eau de Saint-Martin de Fenouilla.

(V. la page 17, ligne 23.)

Cette eau, pour un litre, 1000 grammes, contient :

1°	Acide carbonique libre,	950 cent c.
2°	Carbonate de soude,	2,gr. 785.
3°	Sulfate de soude,	0, 019.
4°	Chlorure de sodium,	0, 324.
5°	Sels à base de potasse,	des traces.
6°	Silice,	0, 106.
7°	Carbonate de chaux,	0, 448.
8°	Carbonate de magnésie,	0, 159.
9°	Carbonate de fer,	0, 050.
10°	Matière organique non azotée,	0, 022.

III.

Résultats de l'analyse des Eaux de Vichy (Voy. la page 24.)

SUBSTANCES CONTENUES dans les sources.	SOURCE de la GR. GRILLE.	SOURCE CHOMEL.	SOURCE du gr. bassin des bains.	SOURCE de L'HÔPITAL.	SOURCE des ACACIAS.	SOURCE LUCAS.	SOURCE des CÉLESTINS.
	gramm.	gramm.	gramm.	gramm.	gramm.	gramm.	gramm.
Eau de dissolution. . .	3970,0855	3969,9047	3969,6283	3969,3563	3967,8700	3969,0471	3967,6191
Acide carbonique libre. .	3,7734	3,9592	4,2399	3,9176	5,1450	4,2807	4,4582
Carbonates de soude.	19,9258	19,9258	19,9258	20,2054	20,2954	20,3454	21,2961
Carbonates de chaux.	1,3993	1,3985	1,3719	2,0894	2,2675	2.0021	2,4414
Carbonates de magn.	0,3397	0,3407	0,3467	0,3807	0,3886	0,3880	0,2910
Muriate de soude.	2,2803	2,2803	2,2803	2,1705	2,1705	2,1854	2,3162
Sulfate de soude	1,8900	1,8900	1,8900	1,6810	1,6810	1,5733	1,1018
Oxide de fer	0,0116	0,0123	0,0266	0,0680	0,0680	0,0118	0,0237
Silice.	0,2044	0,2885	0,2905	0,0040	0,0040	0,1662	0,4525
Poids des eaux analysées.	4000,0000	4000,0000	4000,0000	4000,0000	4000,0000	4000,0000	4000,0000

IV.

Sur l'eau de Ribas.

Nous avons dit que les eaux de Ribas, en Catalogne, étaient employées contre la pierre (*Voyez* la note de la page 28); ayant su depuis que ces eaux étaient aussi conseillées contre les calculs biliaires, et que M. le général baron H. avait des renseignemens sur ces eaux, nous avons cru devoir les lui demander. Voici ce que M. H. nous a écrit à ce sujet :

« Je commandais, en 1819, l'artillerie des Pyrénées orientales, et j'étais gravement malade à cette époque; dans une tournée que je fis des places fortes de ma direction, j'appris, à Mont-Louis, l'existence de cette source à laquelle la renommée attribuait des vertus tout-à-fait extraordinaires. Quoique je fusse fort éloigné d'ajouter foi à tout ce qu'elle en disait, je me déterminai néanmoins à m'y rendre. Je trouvai en effet ladite source, sur le bord d'un ruisseau, à une demi-lieue environ au-dessous de Ribas, et à 400 toises d'un cabaret dans lequel je m'établis.

« Le premier jour que j'en fis usage, je reconnus la présence, dans les selles, de concrétions biliaires en si grande quantité, que j'en fus dans l'étonnement; il y en avait de toutes les formes, les unes d'une consistance pâteuse, d'autres d'une consistance solide, d'autres en dissolution. Je jouissais du bonheur de cette découverte qui ne fut malheureusement pas d'une longue durée; car huit jours après de fortes pluies survinrent, et la source demeura long-temps submergée.

« J'ai couru presque toutes les eaux minérales de France et beaucoup de celles qui sont en pays étrangers; mais je n'ai jamais rien vu qui fût comparable aux effets de cette source par la spécialité contre les concrétions biliaires. »

La distance de Mont-Louis à la source, en passant par Notre-Dame de Nouzi ou Noria, n'excède pas trois lieues.

Le dire de M. le général H. fait desirer que ces eaux soient examinées pour reconnaître la nature de ses principes constituans.

V.

Nous avons mentionné à la page 108 les appareils de Butler, de Hales, de Gruithuisen, la sonde de M. Jules Cloquet; depuis, M. Perrot Prailly, pharmacien à Troyes, nous a dit : 1° que M. Darbourg, médecin, avait employé dans le traitement d'un catharre de la vessie, chez M. Giraud, une petite pompe de Dietz, qui était ajustée de telle façon qu'en tournant à droite la manivelle, on poussait un liquide dans la vessie; tandis qu'en tournant la manivelle à gauche, on retirait le liquide qu'on avait injecté dans cet organe; 2° que M. Darbourg avait fait usage avec succès pendant plusieurs mois de cette petite pompe.

FIN.

TABLE DES MATIÈRES.

§. I. Sujet de ce travail. 7
§. II. Des lithontriptiques. 9
§. III. De l'action de l'eau sur les calculs. 11
§. IV. De l'action des eaux minérales sur les calculs. 18
§. V. De l'action de la chaux et de l'eau de chaux sur les calculs. 29
§. VI. De l'action du remède de Mlle Stephens contre les calculs. 37
§. VII. De l'action de la magnésie sur la gravelle et sur les urines. 48
1e Observation. 49
2e Observation. 50
3e Observation. 51
4e Observation. 52
§. VIII. De l'action des acides sur les pierres de la vessie. 54
§. IX. De l'action de la potasse et de la soude pure. 60
Premier essai. id.
Deuxième essai. 61
§. X. De l'action du carbonate de potasse sur la gravelle et sur les calculs de la vessie. 65
§. XI. De l'action du bicarbonate de soude sur les calculs de la vessie. 74
1e Observation. id.
2e Observation. 76
3e Observation. 77
4e Observation. id
5e Observation. 78
6e Observation. id.
7e Observation. 79
8e Observation. 81
9e Observation. 82
10e Observation. 83
11e Observation. id.
12e Observation. 84
Pillules lithontriptiques. 86
Soda Water. 88

§. XII. De l'action des eaux de Vichy sur les pierre de la vessie. 90

Expérience sur l'eau prise en bains. 96

Expériences sur la dissolution des calculs dans l'eau minérale de Vichy. 98

1° Expérience. id.

2° — 99

3° — 100

4° — id.

5° — 101

6° — id.

7° — 102

8° — id.

9° — 103

10° — id.

11° — 104

12° — id.

13° — d.

14° — 105

15° — id.

16° — id.

17° — 106

§. XIII. Conclusions qui peuvent se déduire des faits exposés dans les paragraphes qui précèdent. 111

§. XIV. De la température des urines. 119

Observations faites en juin. 120

id. faites en janvier. 121

Obervations faites par M. Delcher. 123

§. XV. Sur les substances qui passent dans l'urine. 125

Iode, chlore, silice, acide benzoïque, acide gastrique, acide malique, acide nitrique, acide oxalique, acide succinique, acide tartrique, acide hydro-sulfurique. 125 et suivantes.

Des sels. Acétate de potasse, acétate de soude, citrate de potasse, tartrate de potasse, tartrate acide de potasse, tartrate de potasse et de soude, borate de soude. 131 et suivantes.

Carbonates alcalins. 132

Chlorate de potasse, hydro-ferrocyanate de potasse. 133

Hydro-sulfates. 134

Hydro-chlorate de baryte, nitrate de potasse, tartrate de nikel et de potasse. 135

Substances végétales. Agaricus muscarius, ail, asperges, baies de genièvre, betteraves rouges, cerises, racine de chélidoine, bois de campêche, cactus opuntia, cistus taurifolius, baies d'airelle, gomme gutte, garance, huile grasse, huile de térébenthine, sulfate d'indigo, fraises, feuilles de viola tricolor, prunes de Damas, rob de sureau, racine de rhubarbe, valériane. 136 et suivantes.

§. XVI. Des calculs de la vessie, leurs caractères; moyens de les reconnaître. 140

Calculs d'acide urique. 142

Calculs d'urate d'ammoniaque. 145

Calculs de phosphate de chaux. 146

Calculs de phosphates de chaux et de phosphate ammoniaco-magnésien. 148

Calculs de phosphate ammoniaco-magnésien. 149

Calculs d'oxalate de chaux. ib.

Calculs qui contiennent de la silice. 150

Calculs de carbonate de chaux. 152

Calculs d'oxide cystique. 153

Calculs d'oxide xantique. 154

Des sédimens rendus par l'urine, de la gravelle. 155

Des instrumens et réactifs nécessaires aux praticiens qui veulent faire l'essai des sédimens de la gravelle et des calculs. 157

§. XVII. Des moyens indiqués pour reconnaître la nature des calculs contenus dans la vessie. 158

NOTES. Formule de l'eau de Vinca. 166

Formule de l'eau de St.-Martin-de-Fenouilla. id.

Formule de l'eau de Vichy. 167

Sur l'eau de Ribas. 168

Sur une pompe à injections. 169

IMPRIMÉ CHEZ PAUL RENOUARD, RUE GARANCIÈRE, 5.

www.ingramcontent.com/pod-product-compliance
Ingram Content Group UK Ltd.
Pitfield, Milton Keynes, MK11 3LW, UK
UKHW031849260826
14628UKWH00002B/677

9 782019 660376